世界银行贷款中国经济改革促进与能力加强项目(TCC6)
"一带一路"框架下中国妇幼健康经验传播策略研究子项目

China Economic Transformation and Insititutional Capacity Building Project (TCC6)
Sub-project of Experience Communication Strategy of Women and Children Health in China under the Framework of "Belt and Road Initiative"

中国妇女儿童健康经验
向"一带一路"重点国家
传播策略

组织编写　国家卫生健康委员会妇幼健康司

主　　审　余艳红

主　　编　宋 莉　傅 卫　朱兆芳

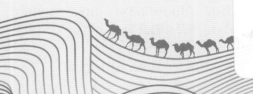

U0253928

人民卫生出版社
·北 京·

图书在版编目(CIP)数据

中国妇女儿童健康经验向"一带一路"重点国家传播策略 / 宋莉,傅卫,朱兆芳主编 . —北京:人民卫生出版社,2021.10

ISBN 978-7-117-32215-7

Ⅰ.①中… Ⅱ.①宋… ②傅… ③朱… Ⅲ.①妇女保健学 – 健康 – 传播学 – 研究②儿童 – 保健 – 健康 – 传播学 – 研究 Ⅳ.①R193

中国版本图书馆 CIP 数据核字(2021)第 204552 号

人卫智网	www.ipmph.com	医学教育、学术、考试、健康,购书智慧智能综合服务平台
人卫官网	www.pmph.com	人卫官方资讯发布平台

中国妇女儿童健康经验向"一带一路"重点国家传播策略
Zhongguo Funü Ertong Jiankang Jingyan Xiang
"Yidai Yilu" Zhongdian Guojia Chuanbo Celüe

主　　编:宋　莉　傅　卫　朱兆芳
出版发行:人民卫生出版社(中继线 010-59780011)
地　　址:北京市朝阳区潘家园南里 19 号
邮　　编:100021
E - mail:pmph @ pmph.com
购书热线:010-59787592　010-59787584　010-65264830
印　　刷:北京顶佳世纪印刷有限公司
经　　销:新华书店
开　　本:710×1000　1/16　印张:6.5
字　　数:81 千字
版　　次:2021 年 10 月第 1 版
印　　次:2021 年 10 月第 1 次印刷
标准书号:ISBN 978-7-117-32215-7
定　　价:52.00 元

打击盗版举报电话:010-59787491　E-mail:WQ @ pmph.com
质量问题联系电话:010-59787234　E-mail:zhiliang @ pmph.com

《中国妇女儿童健康经验向"一带一路"重点国家传播策略》

编写委员会

主　审　余艳红

主　编　宋　莉　傅　卫　朱兆芳

副主编　许宗余　王　亮　程　斌

编　者　(以姓氏笔画为序)

王　亮　王云屏　车靖岳　朱兆芳

刘丽娜　许宗余　孙昊明　时　硕

何其为　宋　莉　陈芝芳　程　斌

傅　卫　樊晓丹

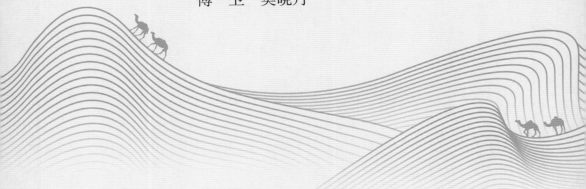

　　妇女儿童健康是全民健康的重要基石,是人类可持续发展的前提和基础。妇女儿童健康指标不仅是国际上公认最基础的健康指标,更是衡量经济社会发展和人类发展的重要综合指标。加强妇幼健康服务对于提升全民健康水平、提高出生人口素质、推动经济社会可持续发展具有战略性意义。

　　中华人民共和国成立以来,特别是改革开放以来,中国妇幼健康事业发展取得了举世瞩目的巨大成就,主要表现在母婴安全得到有效保障、妇女健康状况不断改善、妇幼健康服务体系不断完善和妇幼健康服务模式改革优化等方面。妇幼健康取得瞩目成就的背后离不开多年来我国在维护妇女儿童健康权益、构建妇幼健康服务体系、完善医疗卫生保障体系、推广妇幼卫生干预措施、建立妇幼信息体系等方面作出的持续性的努力。在中国全面步入小康社会,迈向第二个百年发展目标之际,妇幼健康面临着从解决基本需求向高质量发展迈进、疫情常态化防控与生育政策调整的重大挑战。系统梳理总结中国妇幼健康经验和面临的机遇挑战,可以为"十四五"规划、"健康中国 2030"战略和百年复兴提供决策依据,也可以为国际社会提供有益的借鉴。

多年来,中国政府一直积极参与妇女儿童健康领域的国际交流与合作,特别是近年来,中国政府不断加强与国际社会在妇女儿童健康领域的合作交流和经验分享。2013 年,习近平总书记提出了"一带一路"倡议,越来越多的国家积极响应倡议,共同推动构建人类命运共同体,"一带一路"诸多国家在不同场合多次表达了在发展过程中希望学习和借鉴中国经验的意愿。健康是人类命运共同体的重要组成部分,2020 年,习近平主席在第 73 届世界卫生大会上第一次在全球卫生治理的正式场合系统阐述构建"人类卫生健康共同体"的中国主张和建议。

1949 年以来,中国援外医疗队、国内科研院校和医疗机构逐步探索与"一带一路"国家开展妇幼健康领域的合作活动,传播中国的经验做法及有效模式,在妇幼健康经验传播方面已经具备了初步合作基础。2018 年,国家卫生健康委落实国家战略印发《深入推进"一带一路"卫生健康交流合作指导意见(2018—2022)》(国卫办国际函〔2018〕973 号),提出以全面提升中国同各国人民健康与福祉为主题,为构建人类命运共同体贡献健康力量。

妇幼健康作为联合国千年发展目标与 2030 年可持续发展的核心目标,作为国际合作认可度较高,政治敏感性较低的议题,开展妇幼健康的经验传播和交流是"健康丝绸之路"的重要内容,在妇幼健康领域也需要与相关国际组织和国家合作,重点支持发展中国家规划、实施妇幼健康项目,通过多种形式分享我国妇幼健康事业发展的模式和经验,推广妇幼健康适宜技术,提升相关国家妇幼健康水平。

在此背景下,世界银行贷款中国经济改革促进与能力加强项目(TCC6)于 2019 年 5 月支持国家卫生健康委员会妇幼健康司开展了"'一带一路'框架下中国妇幼健康经验传播策略研究子项目",项目编号:8375-CN（A28-2019）,妇幼健康司设计了"'一带一路'重点国家妇女儿童健康状况及合作需求分析研究""中国妇女儿童健康发展经验研究""中国妇女儿童健康经验向'一带一路'重点国家传播策略研究"三个研究内容,旨在结合"一带一路"重点国家妇幼健康发展状况和迫切需求,系统总结中国妇幼健康取得的有效经验,挖掘典型案例,探索中国妇幼健康经验传播的策略,为全球实现健康可持续发展作出积极贡献。

本书总结了子项目的第三部分研究内容,即中国妇女儿童健康经验向"一带一路"重点国家传播策略。本研究在分析各国妇幼健康合作需求和我国妇幼健康经验的基础上,结合国际卫生传播经验和国内妇幼健康传播已有的平台基础和战略要求,提出中国妇幼健康传播的策略框架和具体建议,并通过开发视频课程、出版中英文版报告、图集等工具书,参与发布重大报告,召开国内国际研讨会等形式初步传播了项目成果,分享了中国妇幼健康经验,为构建"人类卫生健康共同体"提供了初步探索;也在传递我国"合作共赢"的外交理念,体现"共商、共建、共享"的丝路精神的过程中初步探索了讲好中国妇幼故事的策略和实践。

本项目实施期间,得到了世界银行项目办的大力支持,也得到了国内外妇幼健康与全球卫生领域相关专家的帮助,在此对项目支持方和领导专家表达衷心的感谢。同时受到研究时间和疫情影响,本研究还存在一定的不足,也敬请大家批评指正。

编　者

2021 年 9 月

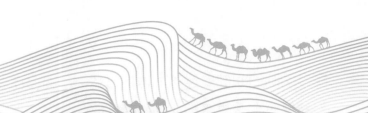

目　录

01

第一章
研究目的、内容与理论

　　妇女儿童健康指标不仅是国际上公认的基础健康指标,更是衡量经济社会发展和人类发展的重要综合指标。加强妇幼健康服务对于提升全民健康水平、提高出生人口素质、推动经济社会可持续发展具有战略性意义。新中国成立以来,特别是改革开放以来,中国妇幼健康事业发展取得了举世瞩目的巨大成就。2020 年,全国孕产妇死亡率、婴儿死亡率和 5 岁以下儿童死亡率分别下降到 16.9/10 万、5.4‰ 和 7.5‰,妇幼健康核心指标总体上优于中高收入国家平均水平,提前实现了联合国千年发展目标、《中国妇女发展纲要(2010—2020 年)》和《中国儿童发展纲要(2010—2020 年)》的目标,被世界卫生组织评为"妇幼健康高绩效国家"。

　　近年来,随着经济社会发展,中国在全球事务中发挥了越来越重要的作用,中国政府不断加强与国际社会在妇女儿童健康领域的合作交流和经验分享。2013 年,习近平总书记提出了"一带一路"倡议,越来越多的国家积极响应倡议,共同推动构建人类命运共同体。
2015 年 9 月,国家主席习近平在纽约联合国总部宣布要面向发展
中国家实施"100 个妇幼健康工程"。2017 年 8 月,"一带一路"
暨"健康丝绸之路"高级别研讨会发布《北京公报》,明确指出"妇
女儿童健康是家庭和谐、社会持续发展的一个重要因素,提升'一
带一路'各国妇女儿童健康水平,对促进社会持续发展具有重要
意义",并将改善妇女儿童健康纳入"一带一路"卫生合作十项重
点领域。

联合国千年发展目标和 2030 年可持续发展目标都将改善孕
产妇保健、降低儿童死亡率等妇女儿童健康目标作为核心目标,
维护和促进妇女儿童健康成为国际社会关注的焦点。在当前全
球合作日新月异的形势下,传递我国"合作共赢"的外交理念,体
现"共商、共建、共享"的丝路精神,分享中国经验,讲好中国故事,
为人类命运共同体建设贡献妇幼健康的力量,是当前亟待研究的
课题。

一、研究目的与内容

目前,我国向"一带一路"国家传播妇幼健康经验缺乏系统性指
导,也缺乏对具体国别传播策略的深入、针对性研究。鉴于此,有必
要在"一带一路"合作框架下,秉承我国"合作共赢"的外交理念,体
现"共商、共建、共享"的丝路精神,在"一带一路"重点国家合作需求
分析和中国妇幼健康发展经验梳理的基础上,开展中国妇幼健康经
验向"一带一路"重点国家传播的策略研究。本项目根据全球卫生
治理和传播学的基本理论,结合中国妇幼健康传播的基础以及其他
国家传播经验,分析我国妇幼健康经验向"一带一路"重点国家传播
的适宜内容和有效方式。

（一）研究目的

结合开展"一带一路"卫生合作的总体要求和布局,在重点国家合作需求分析和中国妇幼健康发展经验梳理的基础上,结合目前中国妇幼健康经验传播的基础以及其他国家传播经验,提出包括传播内容、传播形式、传播途径和传播平台等在内的中国经验的传播策略。

（二）研究内容

1. 妇幼健康传播工作基础研究

了解中国参与全球治理、交流传播的典型经验,卫生领域对外交流合作的方式和成功经验,尤其是中国妇幼健康对外援助工作的基本情况,妇幼健康经验传播的平台基础等,分析中国妇幼健康经验传播的现有工作基础。

2. 国际妇幼健康传播经验和策略研究

对全球其他国家妇幼健康有效经验和传播策略进行采集整理,汲取将妇女儿童健康经验向外传播交流的有效经验和模式。

3. 中国妇幼健康经验传播的内容和形式研究

基于对"一带一路"重点国家合作需求和我国经验和案例库的筛选,形成符合国际传播理念和表达形式的妇幼健康传播案例集合工具包。

4. "一带一路"重点国家中国妇幼健康经验传播策略建议

对中国妇女儿童健康发展最佳实践经验以及传播策略的分析,结合"一带一路"重点国家妇女儿童合作需求,对中国妇幼健康经验及传播的策略进行研讨。探索通过国际会议与交流、"一带一路"培训基地、妇幼健康案例集印刷出版、妇幼专家援外活动等多种形式进行传播的可能性,提出中国妇幼健康经验的传播策略。

（三）研究方法

1. 文献综述

系统梳理各国政府机构网站、国际组织网站,公开发表的文献、学术报告、资料对各国参与全球治理、交流传播的典型经验,卫生领域对外交流合作的方式和成功经验,各国妇幼健康对外援助的基本情况,以及各国妇幼健康经验传播的平台基础等,形成研究综述。对国内各相关部门和各省份在妇幼健康传播方面的工作基础进行综述,形成可供参考和深入调研的典型案例。

2. 现场调研

对典型地区开展调研,总结妇幼健康的典型经验,形成典型案例报告。

3. 专家咨询

通过召开座谈和研讨会等形式,邀请有关部门和地方领导、国内外研究机构、熟悉"一带一路"重点国家的卫生官员和专家学者,就中国妇幼健康经验对外传播的内容和形式,以及向"一带一路"重点国家传播中国妇幼健康经验的策略建议,听取专家的意见和建议。

4. 研究框架和技术路线

本研究作为"一带一路"框架下中国妇幼健康经验传播策略研究项目的子项目 3,在结合子项目 1 中国妇幼健康结合"一带一路"沿线重点国家的妇幼健康现状和传播合作需求,吸取有关国家在妇幼健康发展和妇幼健康传播的有效经验和典型做法,形成妇幼健康传播需求和传播国际基础研究。

基于子项目 2 对国内妇幼健康发展有效经验的总结,结合国际传播需求基础,对已有的成功经验和传播策略进行梳理和分析,形成基于传播形式、传播内容、传播途径和传播平台为一体的综合传播策略,形成妇幼健康传播典型案例集和工具包,形成妇幼健康传播的平

台和机制。(图 1-1)

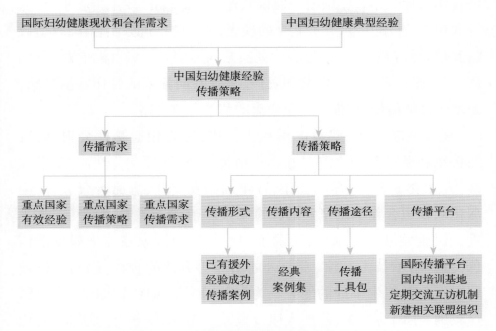

图 1-1 妇幼健康传播策略研究技术路线

二、"一带一路"框架下中国妇幼健康经验传播的意义与理论基础

(一)"一带一路"框架下中国妇幼健康经验传播的重要意义

"一带一路"(the Belt and Road,B & R)是"丝绸之路经济带"和"21 世纪海上丝绸之路"的简称。2013 年 9 月和 10 月,中国国家主席习近平分别提出了建设"新丝绸之路经济带"和"21 世纪海上丝绸之路"的合作倡议。依靠中国与有关国家既有的双多边机制,借助既有的、行之有效的区域合作平台,"一带一路"旨在借用古代丝

绸之路的历史符号,高举和平发展的旗帜,积极发展与沿线国家的经济合作伙伴关系。中国政府倡议共建"一带一路"要秉持和平合作、开放包容、互学互鉴、互利共赢的理念,全方位推进务实合作,打造政治互信、经济融合、文化包容的利益共同体、命运共同体和责任共同体。"一带一路"是促进共同发展、实现共同繁荣的合作共赢之路,是增进理解信任、加强全方位交流的和平友谊之路。

在"一带一路"建设的重点工作中,民心相通是社会根基,旨在传承和弘扬丝绸之路友好合作精神,广泛开展文化交流、学术往来、人才交流合作、媒体合作、青年和妇女交往、志愿者服务等,为深化双多边合作奠定坚实的民意基础。在涉及教育、科学、卫生等重大民生领域的要求中,明确了中国与周边国家在传染病疫情信息沟通、防治技术交流、专业人才培养等方面的合作,提高合作处理突发公共卫生事件的能力。为有关国家提供医疗援助和应急医疗救助,在妇幼健康、残疾人康复以及艾滋病、结核、疟疾等主要传染病领域开展务实合作,扩大在传统医药领域的合作。

妇幼健康是国际社会广泛关注的低政治化议题,中国的妇幼健康工作也是新中国成立以来发展最迅速的卫生健康工作领域。在这样的时代机遇与背景下,开展中国妇幼健康经验在"一带一路"沿线国家的传播,一是中国国家形象对外传播的重要组成部分,树立良好的国家形象能够更好地提升中国在国际语境中的公信力、感染力和号召力;二是通过对中国妇幼健康工作系统地梳理、回顾和推广,让"中国经验"在全球范围内被充分认可,以中国智慧服务国际民众;三是多手段、多方式地向其他国家传递中国文化中对妇幼群体的人文关怀,在响应全球号召的同时,对中国国民更具有聚合、感召和激励的作用,进一步加强对中国妇幼健康工作的关注程度。

（二）全球卫生治理框架下的中国妇幼健康经验传播

近年来,国际社会面临着严重的卫生安全威胁。卫生是可持续发展的重要组成部分,当前卫生治理已经成为重要的全球发展议题。同时,随着健康决定因素的多样化,以及卫生安全威胁的不断扩大,卫生议题已经从原本的"低政治"领域上升为国际政治的重要议程。在卫生安全问题面前,任何国家都无法独善其身,只有积极投身于全球卫生治理与合作,携手解决全球卫生健康问题,才能维护和促进国家和区域的卫生安全。

1. 全球卫生治理内涵

全球卫生治理(global health governance)是指在不同层次、通过不同形式的机构和行为主体的互动关系,集体解决卫生问题的机制。Richard Dodgson 等将其核心要素归纳为:第一,强调卫生问题的去国界化,处理跨越国界的健康决定因素;第二,主张用跨部门和跨领域的视角来看待和应对卫生问题,加强与贸易、经济、外交、环境、农业等部门和领域的合作;第三,通过正式或非正式的途径,囊括更多的行为主体和参与者,尤其是活跃在卫生领域的非国家行为主体。[1]

良好的全球卫生治理应具备五项功能[2]:

（1）达成共识

在当前的全球卫生合作中,诸多卫生健康相关问题依然未在价值观念和原则上达成一致,在近年民粹主义、保守主义、反全球化风潮盛行的背景下,凸显了唤醒全球合作共识的重要性。因而,全球卫生治理的根本功能之一即积极促进国际社会达成相关共识。

---

[1] LOCK K, INGRAM A, LEE K, et al. Centre on Global Change and Health.

[2] 许静,刘培龙,郭岩. 全球卫生治理机制及中国参与的建议[J]. 中国卫生政策研究,2013,6(11):1-7.

（2）制定规则

全球卫生治理涉及的卫生问题是跨越国界、需要采取全球行动的，全球卫生治理的行动需要众多不同类别的行为体参与并且相互合作。因而，全球卫生治理需要制定各种规则，从而影响和规范各行为体的行动，从而更好地实现全球卫生治理的目标。

（3）实现多元治理

越来越多的行为体正在参与到全球卫生行动中，既有传统的民族国家以及由主权国家政府组成的国际组织，也不乏各种非政府组织、私营部门以及公私伙伴关系。全球卫生治理需要包容广泛的行为体参与全球卫生行动，并且实现众多行为体的行动和谐一致。

（4）动员和分配资金

这涉及建立更加长效、稳定、充足的全球卫生筹资机制，并按照共识合理分配资金。

（5）领导与协调

随着众多行为体的参与，全球卫生舞台逐渐拥挤。然而，要在全球范围内达成共识、制定规则、实现多元治理，以及动员和分配资金，领导与协调是必不可少的。这是全球卫生治理的另一重要功能。

2. 全球卫生治理框架

从多层级、多用途、兼顾各利益相关者的视角，Devi Sridhar 等提出了全球卫生治理的合作关系框架。（图 1-2）

在该框架中，各层级执行着不同的功能但相互支持。对于该框架，最重要的是高度的政治承诺和政策一致。例如，G20 等可以在影响和改变全球卫生议程及其优先事项方面发挥十分重要的作用。同时，在该层级中，区域性的高水平跨政府平台，如东盟、欧共体等发挥着支持和补充的作用。区域性的政府间论坛是传统的以西方为主导的治理手段的补充，可以提供正式的、非正式的机制和流程以促成外交关系的建立。下一层级中，G20 等需通过有效、包容、透明的治理

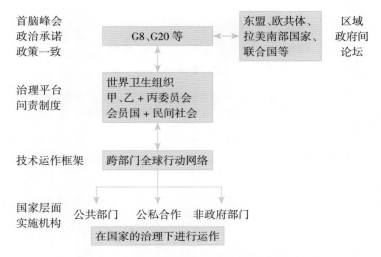

图 1-2　全球卫生治理合作关系框架①

机制,为该合作关系框架提供强大的支柱和中坚力量,例如世界卫生组织。在技术运作层面,跨部门全球行动网络(Global Action Networks, GANs)致力于构建社会关系,天然地具备迭代学习的能力,并且具有根据需要不断进化的潜力,基于这种灵活性成为最适用的概念框架。全球卫生治理行动需要依靠国家层面的包括公共领域的相关机制、公私伙伴关系、非政府组织等在内的组织和机构来具体实施。

该框架承认差异性,以及治理的多层级性,并且具有包容性、透明性、统一的价值观,更重要的是,它提供了一个统一、民主、包容的协作平台。

从建立体系框架的视角,全球卫生治理体系涵盖了对象、主体、目标、手段,并且全球卫生治理是在一定的环境中实现的。不同行为体共同在全球卫生治理平台上,与其他非卫生系统的治理机制和主体共同解决全球健康问题。(图 1-3)

---

① 许静,刘培龙,郭岩.全球卫生治理机制及中国参与的建议[J].中国卫生政策研究,2013,6(11):1-7.

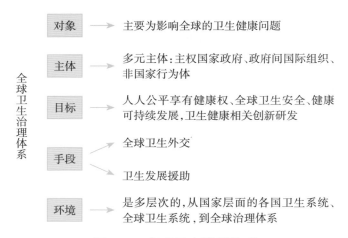

图 1-3 全球卫生治理体系

在全球卫生治理的手段中,全球卫生外交既包括在主权国家政府组成的国际组织中,如世界卫生组织、世界银行,以及其他主权国家政府间形成的区域性、全球性的治理平台,通过外交手段进行沟通磋商,解决全球健康问题;也包括民间层面的外交,如活跃在全球治理平台中的民间伙伴关系,以及非国家行为体参与的学术交流、产业合作等。卫生发展援助是一种经济治理手段,传统的卫生发展援助主要指北南合作,即发达国家通过融资如 OECD(Organization for Economic Co-operation and Development)国家的发展援助俱乐部等帮助发展中国家解决当地主要卫生问题。此外,还包括国际多边组织如世界银行、亚洲开发银行等开展的卫生援助。同时,全球卫生治理是在一定的环境中实现的,全球卫生治理的环境也是多层次的,包括国家层面的各国卫生系统、全球卫生系统,以及全球治理体系。

人类卫生健康共同体与人类命运共同体一脉相承,是人类命运共同体在卫生健康领域的生动阐释。新时期,中国作为世界新兴经济体,应以人类卫生健康命运共同体理念为指导,通过"一带一路"倡议促进周边互联互通,更加积极、深入地参与全球卫生治理,为全球卫生治理提供中国方案,展现大国担当。

（三）拉斯韦尔"5W 模式"分析和施拉姆大众传播模式

1."5W 模式"概述

"5W"概念由美国政治学家、传播学四大奠基人之一的哈罗德·拉斯韦尔于 1948 年提出[①]。拉斯韦尔在这一概念中明确提出了传播过程及其五个基本构成要素,即:谁(who)、说什么(what)、通过什么渠道(in which channel)、对谁(to whom)说、取得什么效果(with what effect),即"5W 模式"。这个模式第一次明确了构成传播活动的五个基本环节和要素,奠定了传播学研究的范围和基本内容,为人们理解传播过程的结构和特性提供了具体的出发点。"5W"概念的提出,指明了传播学研究的主攻方向,奠定了传播学研究的五大基本内容:即"控制分析""内容分析""媒介分析""受众分析"及"效果分析",为整个传播科学的长足发展奠定了深厚、扎实的基础。

在"5W 模式"的理论框架下对中国妇幼健康经验在国际范围的传播进行分析,可以明确中国妇幼健康经验的传播思路,指导形成更符合中国实际的传播策略。

2. 施拉姆大众传播模式在国际经验传播中的应用

1954 年,威尔伯·L. 施拉姆在《传播是怎样运行的》中首次提出了大众传播过程模式,该模式充分体现了大众传播的特点。构成传播过程的分别是大众传媒与受众,这两者之间存在着传达与反馈的关系。作为传播者的大众媒体与一定的信源相连接,又通过大量复制的信息与作为传播对象的受众相联系。受众是个人的集合体,这些个人又分属于各自的社会群体;个人与个人、个人与群体之间都保持着特定的传播关系。施拉姆的大众传播模式在一定程度上揭示了社会传播过程的相互联结性和交互性。(图 1-4)

---

① 哈罗德·拉斯维尔. 传播在社会中的结构与功能[M]. 北京:中国传媒大学出版社,2015.

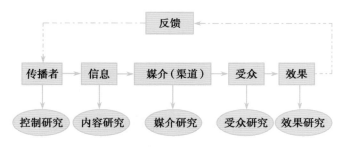

图 1-4　施拉姆双向传播模式图

　　从本研究角度,在进行妇幼健康经验国际传播的同时,"一带一路"沿线国家对于中国传播行为和传播活动的反馈可以使中国这一传播主体不断优化传播行为,并更深层次地思考相关国家需求,从而形成更具可行性、持续性和国际参考意义的传播模式。

第二章

国际妇幼健康经验与传播策略

一、妇幼健康全球战略

妇女和儿童的健康水平和生命质量体现了一个社会的发展程度与文明程度。提高妇幼健康水平是改善全人类健康的核心,促进妇幼健康的可及性和公平性是全球健康工作的重点内容。1975 年召开的第一次世界妇女大会通过了《墨西哥宣言》和《世界行动计划》。《墨西哥宣言》第一次明确了男女平等的定义,《世界行动计划》提出了改进保健服务、环境卫生、营养和计划生育服务,并敦促各国政府关注妇女等重点人群。1978 年,在国际初级卫生保健会议上,妇幼保健和计划生育被列入初级卫生保健八大任务之一。1987 年,国际母亲安全会议召开,提出了"母亲安全"行动,包括促进产前保健,确保专业的分娩服务,改善基本产科保健,关注青少年生殖健康需求等。1990 年,《儿童生存、保护和发展世界宣言》提出了增进儿童健康,消除饥饿与营养不良,降低婴幼儿死亡率;关注童年至青春期的心理需求;促进负责任的生育和母乳喂养与母婴安全等倡议。

(一)妇幼健康目标

2000 年 9 月,联合国首脑会议上 189 个国家签署《联合国千年宣言》,推动改善全球妇女和儿童健康状况,降低孕产妇及 5 岁以下儿童死亡率,实现相关千年发展目标。联合国千年发展目标(Millennium Development Goals,MDGs)中,目标 4 提出从 1990 年到 2015 年将儿童死亡数降低三分之二,目标 5 提出从 1990 年到 2015 年将孕产妇死亡率降低四分之三和普及生殖健康服务的监测指标。

2015 年 9 月,联合国大会上通过了 2030 年可持续发展议程,确定了 2030 年可持续发展目标(Sustainable Development Goals,SDGs)及内容。目标 3 提出,"确保健康的生活方式,促进各年龄段人群的福祉",与妇幼直接相关的目标包括:目标 3.1 "到 2030 年,全球孕产妇每 10 万例活产的死亡将降至 70 人以下",目标 3.2 "新生儿和 5 岁以下儿童可预防的死亡被消除,各国争取将新生儿每 1 000 例活产的死亡至少降至 12 例,5 岁以下儿童每 1 000 例活产的死亡至少降至 25 例",目标 3.7 "普及包括计划生育、信息获取和教育在内的性健康和生殖健康保健服务,将生殖健康纳入国家战略和方案"。[①]

时任联合国秘书长潘基文于 2010 年 9 月在联合国千年发展目标首脑会议上发起"妇幼健康全球战略",发出"每个妇女每个儿童"(Every Woman,Every Child,EWEC)倡议,旨在加强各国政府、多边机构、私营部门和民间社会的承诺和行动,解决世界各地妇女、儿童和青少年面临的主要健康挑战,以确保妇女儿童处于发展的核心。

① 联合国.妇女、儿童和青少年健康全球战略(2016—2030)https://www.who.int/maternal_child_adolescent/documents/women-deliver-global-strategy/zh/

（二）具体措施

1."每个妇女每个儿童"行动全球行动框架

"每个妇女每个儿童"行动全球行动框架分为三个部分：

（1）各国应通过制订及落实相应计划,并以区域及全球技术投入作为补充,以此来推动全球战略的形成

在全球层面,健康4+伙伴关系（世界卫生组织、联合国人口基金、联合国儿童基金会、联合国艾滋病规划署、联合国妇女署和世界银行）为全球战略提供技术支持。在国家层面,双边发展机构、民间社会团体、私营部门也提供了重要的技术支持。除此之外,南南合作以及学术研究合作也发挥着作用。这些多层次的技术支持通过现有的国家平台经统筹后提供,并确保为"每个妇女每个儿童"行动下的各类支持性倡议如"重申承诺"行动、每个新生儿行动计划、消除可预防孕产妇死亡行动等提供协调。

（2）通过建立全球融资机制来辅助项目融资

建立全球卫生机制投资者集团,以此加强全球疫苗免疫联盟,抗艾滋病、结核病和疟疾全球基金,通过世界银行国际开发协会和国际复兴开发银行等现有全球融资机制与多边机构、区域性银行和私营部门之间的合作,最终扩大对国家卫生战略和投资计划的供资。

（3）孕产妇、新生儿和儿童健康伙伴关系将支持全球利益攸关方对"每个妇女每个儿童"行动的参与和协调,这也有助于为各国提供更有效和一贯的支持

各国领导人应在利用区域及全球资源的同时,协助利益相关方在国家层面的宣传。（表2-1）

2."每个妇女每个儿童"行动主要干预措施及进展

2010年,发布全球战略：行动筹集超过400亿美元资金,近200个利益攸关方作出承诺；提出妇幼健康全球战略,如加拿大牵头的八

表 2-1 全球行动框架合作伙伴关系

合作伙伴关系	内容
各级政府、政策制定者	支持妇女、儿童和青少年的权利,实现最高可达到标准的健康及福祉,并提高实现全民健康覆盖的能力
地区组织、南南伙伴关系和经济联盟	鼓励信息共享,围绕跨境等重点问题开展合作
联合国和其他各级多边组织和全球卫生倡议	筹措资源以填补国家层面资金缺口 促进国际合作交流
双边发展伙伴和慈善机构将与其他利益攸关方合作	协调资源,加强跨部门合作
社区	积极支持卫生相关工作,做好宣教工作
各级卫生保健工作者、管理人员和专业协会	提供社区卫生保健服务,关注少数群体和边缘群体,提高服务可及性

国集团提出孕产妇、新生儿和儿童健康穆斯科卡倡议。

2011 年,联合国妇幼健康问题信息和问责委员会发起了问责行动的十条建议,提出消除儿童新发艾滋病毒感染并维持其母亲生存的全球计划。

2012 年,成立联合国拯救妇女和儿童生命委员会;人权理事会发布关于孕产妇死亡率和患病率的技术指导文件,提出并发布生殖、孕产妇、新生儿和儿童健康基本干预措施和指南。

2013 年,成立生殖、孕产妇、新生儿和儿童健康指导委员会和生殖、孕产妇、新生儿和儿童健康基金。

2014 年,提出《每个新生儿行动计划》,该计划致力于终结可预防性死亡,要求到 2015 年,16 个国家发布 / 制订新生儿行动计划;提出关于孕产妇和婴幼儿营养的全面实施计划;人权理事会发布有关儿童死亡率和患病率的技术指导文件;实施生殖、孕产妇、新生儿和儿童健康基本干预措施政策指导,形成多部门政策纲要。

2015年,300余全球战略伙伴作出400项承诺,承诺资金600亿美元,其中60%已支付;并提出2016—2030年妇女、儿童和青少年健康全球战略。

二、国际妇幼健康经验传播策略

国家之间的多方位援助是第二次世界大战之后国际关系的一种新现象。战后国际外援呈现组织化、普遍化的特点。在组织方面,战后大多数援助国都设置了以外援为宗旨的独立机构,例如美国国际开发署(United States Agency for International Development,USAID)和日本国际协力机构(Japen International Cooperation Agency,JICA);同时,为了进行各援助国之间的政策协调与国际合作,也成立了世界银行(World Bank,WB)、联合国开发计划署(United Nations Development Programme,UNDP)、经济合作发展组织(OECD)、联合国儿童基金会(United Nations International Children's Emergency Fund,UNICEF)等多边援助组织,各援助国通过官方渠道长期、大规模地进行对外援助。

2000年,联合国提出千年发展目标后,卫生发展议程地位显著提升,流向卫生领域的国际援助资金成倍增长,与卫生健康相关的政府间国际组织和非政府国际组织也逐渐壮大。当前国际卫生发展援助体系主要包括四部分:①经济合作与发展组织发展援助委员会(OECD-DAC)成员国向发展中国家和国际多边机构提供的官方卫生发展援助,约占60%;②国际多边组织,如全球基金、全球疫苗免疫联盟向发展中国家提供的卫生援助,约占30%;③比尔和梅琳达·盖茨基金会等慈善基金会及国际红十字会等非政府组织提供的卫生援助;④石油输出国成员、金砖国家等非DAC成员国提供的卫生援助。后两类卫生援助约占国际卫生援助总量的10%,但非DAC成员国并未向 OECD 提供数据,规模有可能会被低估。

美国华盛顿大学国际卫生计量和评价研究所(IHME,2019)全球卫生筹资报告显示,妇幼与生殖健康领域的国际卫生发展援助规模从 1990 年起呈现波动上升趋势,特别是在 2007 年后呈现快速上涨,2019 年筹资总额高达 122.631 亿美元。参与妇幼生殖领域援助合作的主体也从最初的联合国机构、美国等主要双边援助国、世界银行为主,发展至联合国机构、非营利性组织、公私合作全球卫生组织、OECD 主要援助国等多行为体、多种合作伙伴关系共同参与的合作格局。(图 2-1)

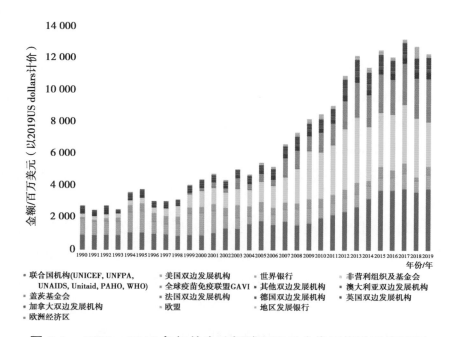

图 2-1　1990—2019 年妇幼生殖领域国际卫生发展援助融资概况

数据来源:美国华盛顿大学国际卫生计量和评价研究所(IHME)2019 全球卫生筹资报告 http://www.healthdata.org/policy-report/financing-global-health-2019-tracking-health-spending-time-crisis

（一）OECD 国家妇幼健康传播策略

1. OECD 主要国家全球卫生战略概览[①]

系统的全球卫生战略，可以视为是一个国家长期参与全球卫生治理最全面、清晰的战略指引，有助于集中有限资源获得更大效果。经合组织国家很早就认识到这一点，并制定了本国的全球卫生战略，统筹协调国内各部门的力量，实现了卫生政策和对外交往合作的"内部"统一，使各部门能够在全球舞台上以同一个声音发言，捍卫国家利益。[②]

2003 年，SARS 和 2006 年禽流感病毒在全球范围内的肆虐使国际社会认识到，依靠区域内的合作很难化解全球性卫生危机对本区域的潜在威胁，因而更加期盼在全球层面形成有序有效的卫生治理模式。瑞士、英国、欧盟、法国、德国等经合组织国家都制订了本国的全球卫生战略：

瑞士作为世界卫生组织总部的所在地和全球卫生治理的重要中心，是首个制订国家层面卫生外交政策的国家。2006 年，联邦外交部和内政部就联合颁布了《卫生外交政策》，旨在为瑞士政府处理外交事务和公共卫生政策提供清晰的目标，促进内部的协调一致。瑞士卫生外交政策明确了两个支柱：第一，支持进一步改善瑞士人民的总体健康状况和卫生系统；第二，作为瑞士外交政策的工具，为实现其卫生外交"以积极的方式捍卫瑞士的利益，并有效地为全球健康作出贡献，其重点是确保个人的健康权以及其他与健康有关的人权"的目标，在 2019 年瑞士联邦委员会通过的《2019—2024 年瑞士卫生外交政策》中，明确提出六个战略优先领域，包括卫生安全和人道主

[①] 王云屏，刘培龙，杨洪伟，等．七个经合组织国家全球卫生战略比较研究[J]．中国卫生政策研究，2014，7（07）：9-16.

[②] 郭岩，刘培龙，许静．全球卫生及其国家策略研究，北京大学学报（医学版）．2010（03）

义危机、药品可及、可持续的医疗保健服务和数字化、健康的决定因素、全球卫生治理、药物成瘾政策。[①]

英国是继瑞士之后第二个制订全球卫生战略的国家。2007 年，英国政府在首席卫生顾问提交的全球卫生战略报告基础上，于 2008 年对外发布了《卫生是全球——英国政府战略(2008—2013)》。此后，英国内外部环境发生了重要变化，为适应全球经济重心由北向南转移，英国政府发现与新兴经济体的卫生合作需要进一步明确优先行动领域，完善政府间在关键问题上的信息沟通，发挥更为有效的全球卫生事务领导力，改进治理结构并加强问责。2011 年，英国发布了《卫生是全球的——英国政府战略(2011—2015)》，明确全球卫生安全、国际发展、促进健康的贸易作为三大重点领域。鉴于 2014 年西非暴发埃博拉疫情，英国于 2014 年发布新的《全球卫生战略(2014—2019 年)》，阐明战略优先重点将放在促进全球卫生安全，应对国际关注突发事件和人道主义危机，支持中低收入国家公共卫生能力建设，发展与加强英国参与全球卫生，非传染病等相关问题治理能力，及加强英国参与全球卫生行动伙伴关系。[②]

欧盟作为全球治理的重要参与者，也在不断构建和完善其全球卫生战略。欧盟的全球卫生战略侧重从发展的角度来理解全球卫生治理，注重对全球卫生公益的投入，强调世界卫生组织等多边机制在全球卫生治理中的作用。[③] 2007 年，欧盟委员会发布《"携手为健康"——2008—2013 欧盟卫生战略》的战略白皮书，阐明：一是全球卫生治理要秉持"公平"（Equity）和"共命运"（Solidarity）的理念；二是全球卫生与全球发展的相互依赖；三是强调将卫生议题融入所有

---

① FEDERAL OFFICE OF PUBLIC HEALTH. Swiss Health Foreign Policy 2019-2024, 2019.

② PUBLIC HEALTH ENGLAND. Global Health Strategy 2014 to 2019.

③ 刘长君,高英彤. 欧盟全球卫生治理战略论析——兼论中国参与全球卫生治理. 国际展望, 2010 (03): 95–113.

政策中,特别是欧盟在安全、贸易、外交、发展援助和人道主义救援等领域的政策;四是确定欧盟在全球卫生治理中的角色定位。2009—2010 年,甲型 H1N1 流感再次引起了世界的恐慌,全球金融危机也对卫生领域的融资产生一定负面影响。2010 年 3 月,欧盟出台《欧盟在全球卫生事务中的角色》的战略文件,明确欧盟参与全球卫生治理的目的是要整体提高全世界的卫生医疗水平,缩小地区性医疗卫生差异,防范全球性的公共卫生威胁。

法国一直秉持"加强全球卫生和卫生系统建设,确保公平和国际卫生安全"的理念,于 2012 年出台了《国际卫生合作战略》,该战略融入维护人权和促进社会团结的传统价值理念,强调《巴黎宣言》关于援助有效性的评价维度。战略将促进实现千年发展目标作为优先重点,及改善脆弱地区尤其是非洲法语国家的卫生系统。2017 年法国更新了全球卫生战略,明确 2017—2021 年法国在全球卫生方面的战略重点领域,包括加强卫生系统防治疾病,加强国际卫生安全,促进全人口的公共卫生,促进法国专业技术、培训、研究和创新。

德国联邦议会于 2013 年 7 月通过了第一部《塑造全球卫生——联合行动 承担责任》的战略文件,旨在实现德国在欧洲地区对全球卫生政策的领导作用。该战略提出了三项指导原则:从长远的角度改善和保护德国人民的健康;促进德国的经验、技能和资金用于改善全球健康;承诺在全球卫生的国际舞台上采取有效、合作和公正的行动。重点领域包括:应对跨境传播的健康威胁;加强全球卫生系统;确保跨部门合作;加强卫生研究,促进健康产业发展;加强全球卫生治理体系。[①]

上述国家在全球卫生事务中发挥着重要作用,一是由于其经济实力,二是凭借其成功的国家卫生服务体系和医疗保障模式,以及全

---

① 王云屏.刘培龙.杨洪伟,等.七个经合组织国家全球卫生战略比较研究.中国卫生政策研究,2014(07):9-16.

球领先水平的医学及医药产业的吸引力。这些国家的全球卫生战略都有一些共通之处，包括：以人的健康福祉作为终极价值；根植于国家的基本文化和政治价值观和原则；体现了本国的国家利益诉求，与本国的外交政策呼应，具有非常明确的利己性；由国家重要部门主导制，并体现了跨部门和多领域合作的思路等。

2. 美国妇幼健康传播经验

（1）美国全球卫生合作策略

美国历来是全球卫生的话语主导者和最大出资方。冷战结束后全球化加剧，美国重新审视全球卫生，将其视为国家外交、安全与发展战略的关键组成部分，深度参与全球卫生各领域活动。小布什政府的"总统防治艾滋病紧急救援计划"，为全球卫生发展援助提供最大规模的资金。SARS 的暴发使当时的美国政府更加深刻地认识到美国人民的健康与世界其他国家和地区人民健康的紧密联系，奥巴马政府 2009 年实施《全球卫生倡议》（Global Health Initiative），旨在通过防控艾滋病、疟疾、结核等重点传染病，改善生殖健康服务和营养，加强卫生系统，促进合作伙伴国家的妇女儿童健康，推动发展中国家实现千年发展目标的进程。2011 年，美国卫生部启动了《全球卫生战略（2011—2015）》，从根本上维护国家安全和改善人民健康，强调美国在全球卫生治理中的领导角色。特朗普政府时期，美国在全球卫生领域奉行狭隘的国家主义观，其在全球卫生公共产品提供方面的意愿和能力有所下降。[①]拜登政府上台后，美国全球卫生合作在具体举措上有所调整，但其核心理念未变：一是推动实现美国全球发展目标，构建一个自由、和平和繁荣的世界；二是实现美国外交政策优先事项，帮助促进受援国建立民主社会，实行"民主良政"，保护美国外交利益，巩固其全球领导力；三是维护美国国家安全，保护美

---

① 晋继勇 . 全球卫生治理的"金德尔伯格陷阱"与中国的战略应对 . 国际展望，
　2020（4）：42-59.

国公民免受外部威胁,促进国家繁荣稳定。^①

(2) 美国对外援助传播策略

美国国际开发署建立了完善的汇报系统和线上互动实时数据库,并有完善的媒体宣传系统来进行美国卫生援助的对外宣传。在其官方网站的"News and Information"板块下,有详细的新闻及信息、视频、新闻发布、演讲、事实清单、活动、时事通讯、成功案例分享、USAID 每周时讯、故事中心、品牌构建、新闻口径指南等(图 2-2)。多渠道的信息传播媒介,保障了美国国际开发署工作的宣传覆盖面,及美国对外援助良好的显示度和宣传效果。

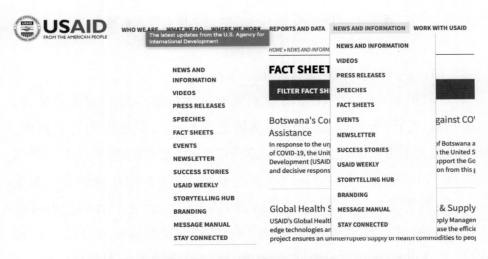

图 2-2　美国国际开发署网站多渠道的信息传播截图

另外,USAID 建立了"Dollars to Results"数据库,实时互动展示对各个国家的发展援助投入。每个国家都有自己的页面,清晰地展示了该国基本情况、受援助金额、受援助领域和项目等(图 2-3 以乌干达为例)。

---

① 王云屏,樊晓丹,何其为.美国卫生安全治理体系及其对新冠肺炎疫情的应对 [J].美国研究,2021,35(1):9-41.

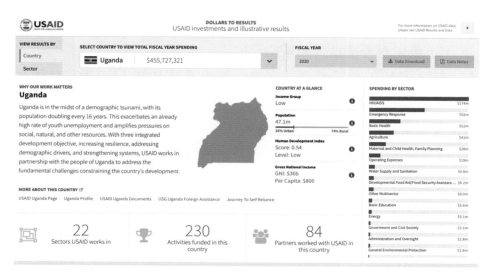

图 2-3 "Dollars to Results"动态援助投入数据库

（3）美国妇幼健康全球合作

美国国际开发署在妇幼健康领域全球合作中具有重要地位,该机构成立于 1961 年,是美国向贫困地区提供发展援助的首要机构,至今开展援助工作已有 60 年。美国国际开发署的全球卫生工作以加强卫生系统和提供创新的投资为基础,围绕预防儿童和孕产妇死亡;控制艾滋病毒/艾滋病的流行和抗击传染病三个战略重点开展工作。通过在计划生育、妇幼健康、疟疾和营养等领域开展合作项目,来帮助妇女和儿童获得必要的、挽救生命的卫生服务,来降低儿童和孕产妇死亡率。在过去十年中,美国国际开发署帮助挽救了超过 930 万名儿童和 34 万名妇女的生命,项目合作主要集中在 25 个发展中国家,这些国家全球孕产妇和儿童死亡人数占到全球死亡人数的三分之二以上。[1]

美国国际开发署 2020 年发布《呼吁行动报告》(Acting on the

---

[1] USAID 网站,https://www.usaid.gov/global-health/health-areas/maternal-and-child-health

Call）制定了一项路线图,针对特定国家制定具体合作计划和措施,以帮助这些国家解决妇幼健康发展的需求,支持受援国走上自力更生之路。为实现这一目标,美国国际开发署围绕五个关键领域,包括孕产妇健康、新生儿健康、免疫、儿童健康;水、环境卫生和个人卫生,开展相关干预措施,提升妇幼健康的服务质量和可及性。此外,美国国际开发署也通过联合国际合作伙伴,利用创新机制、调动国内资源,以加速全球妇幼健康发展。

案例 2-1　印尼紧急转诊系统建设项目

为支持印尼解决孕产妇医院社区间的急救和转诊问题,美国国际开发署在印尼开展了紧急转诊系统建设项目,帮助其开发一种数字转诊系统 SijariEMAS。

SijariEMAS 连接印尼的 24 个区和 6 个城市,覆盖 150 家医院和 300 家社区卫生诊所。在支持 SijariEMAS 的过程中,美国国际开发署彻底改变了公共和私人医疗机构合作对患者护理进行分类的方式。2018 年,一家当地民营社会企业接管了 SijariEMAS 的财务和物流管理,该系统覆盖地区从 30 个区扩展到 53 个区。

美国国际开发署对 SijariEMAS 等创新技术试点不仅有效地降低了当地的孕产妇死亡率,还动员了社区的资源。此外,系统建成后交由印尼当地私营部门进行维护,有效地提升了项目的可持续性和影响力。

3. 日本妇幼健康传播经验

（1）日本卫生外交策略

卫生援助是日本全球卫生战略的重要内容,医疗卫生问题是日本外交政策的重点。在成熟的全球卫生策略引导下,日本政府通过对外卫生援助参与全球卫生治理,其全球卫生策略博采众长,结合实际(全球卫生策略特点见表2-2)。日本政府在全球范围内通过会议、论坛推进全民健康覆盖(UHC)理念,提高了全球卫生影响力和政治影响力。

自 2000 年以来,日本在历届七国集团(G7)峰会期间均提出了医疗卫生议程。2006 年,全民健康覆盖(Universal Health Coverage,UHC)被列入七国集团峰会议程,并成为联合国和世界卫生组织这两大全球性组织的核心议程。2008 年,日本在 G8 峰会上就卫生合作进行讨论,成员一致同意采取行动加强卫生系统;同年,日本举办第四届东京非洲国际发展会议(Tokyo International Conference on African Development,TICAD),促成发达国家与非洲国家对话,共同应对全球卫生问题,在此契机下发展了日本卫生外交。

表 2-2　日本全球卫生策略特点

特点	内容
明确卫生外交的战略地位	《日本全球卫生政策 2011—2015》 《加强新发传染病应对措施的基本指南》 《和平与健康基本方针》
重视全球卫生策略的连续性	在策略实施过程中进行事中、事后监督
发挥高层国际会议在全球卫生中的重要作用	通过 G7/8、TICAD 等国际会议推动全球卫生发展,为非洲国家与发达国家对话交流搭建平台,发展其全球卫生外交
强调多方的伙伴关系	战略伙伴关系包括联合国机构、其他多边组织、非政府组织、公私部门和学术机构

2003 年,日本外务省(Ministry of Foreign Affairs,MOFA)设立日本国际协力机构(JICA),旨在通过技术合作、ODA 贷款及经济援助等方式,无偿协助发展中国家开发经济、提高社会福利,实施国际合作。从联合国千年发展目标 4 和 5 的重要性出发,并根据日本的全球卫生政

策,将母婴儿童健康确定为其卫生部门合作的优先事项。日本政府采取了一系列措施加强母婴儿童健康系统,完善专业助产士的培训制度和授权,颁布孕产妇和儿童卫生保健法案,推广使用孕产妇和儿童健康手册方案。因此,在借鉴日本成功经验的基础上,日本国际协力机构一直致力于解决发展中国家的母婴儿童健康问题。该机构在母婴儿童健康领域的合作涉及多种模式,以响应目标人群的不同需求。

日本政府颁布《日本全球卫生政策(2011—2015)》,围绕 MDGs 中卫生问题确定三个关键领域,确保母婴定期护理(Ensure Mothers and Babies Regular Access to Care,EMBRACE)模型是策略中心部分之一,这是确保孕产妇、新生儿和儿童健康的重要支撑。日本同时制定了《加强新发传染病应对措施的基本指南》(Basic Guideline for Strengthening Measures on Emerging Infectious Diseases)和《和平与健康的基本方针》(Basic Design for Peace and Health)。《和平与健康的基本指南》通过加强相关政府机构工作能力和合作保证人的健康和社会安全,并履行日本政府在国际社会承诺的责任。《和平与健康的基本方针》基于人的安全概念促进卫生开发合作,通过卫生援助提高卫生水平,帮助消除贫困,实现 UHC,根据不同地区设定不同优先策略。

2013 年,日本《国家安全战略》明确阐述:"日本的战略应当以合作为原则,发挥前瞻式作用以促进国际社会的和平、稳定与繁荣,以创造有利于日本的国际秩序和安全环境。"① 日本采用官方发展援助(Official Development Assistance,ODA)的外交手段,扩大合作领域并重新命名为"发展合作援助"。同年,日本政府与世界银行共同召开全民健康覆盖大会。2017 年,日本在东京举办了全民健康覆盖(UHC)论坛。来自世界各地的与会者(联合国有关机构领导者、政府官员以及其他决策制定者)展现了愿意继续致力于全民健康覆盖(UHC)事业发展的

---

① http://world.people.com.cn/gb/n1/2018/0717/c187656-30152596.html

决心,同时联合国将每年 12 月 12 日定为"国际 UHC 日"。安倍在会上强调,为达成所有人可以负担的费用,接受卫生医疗服务的国际目标"全民健康覆盖"(UHC)。此外,安倍还呼吁,"将与亚洲各国分享通过全民保险制度、护理保险制度等积累的老龄化社会经验。"[①]

日本不同时期发布的全球卫生策略总体目标见表 2-3。

表 2-3 日本全球卫生策略目标

	政策(2011—2015 年)	外交策略	基本指南	基本方针
发布时间	2010 年	2013 年	2015 年	2015 年
总体目标	帮助实现 MDGs 中涉及卫生领域的议题:改善新生儿、孕产妇以及艾滋病、结合、疟疾患者状况	通过全球合作、有效双边援助使世界卫生状况改善,加速实现 MDGs	在接下来的 5 年为日本应对国内外新发传染病提供基本方向,并确定其优先事务	实现日本政府可负担得起的 UHC,并帮助世界其他国家解决健康问题

参考资料:李达,池迅由之,陈英耀.日本全球卫生策略及特点.中国卫生政策研究,2017,10(11):13-19.

(2)日本对外援助传播策略

日本在对外援助方面有独特的经验,对外援助是其公共外交不可分割的一部分,是提高国际地位的重要外交手段。显而易见,日本的卫生援助具有强烈的外交导向,其传播策略为推动日本对外援助理念发挥了重要作用。(表 2-4)

(3)日本国际协力机构(JICA)妇幼健康项目

日本国际协力机构(JICA)成立于 2003 年,主要职责是通过技术合作、ODA 贷款及经济援助等方式,无偿协助发展中国家开发经济、提高社会福利,实施国际合作。妇幼健康是其国际合作的重要领域。

---

① http://www.xinhuanet.com/world/2017-12/14/c_129766105.htm

表 2-4 日本对外援助在公共外交中的推广与宣传

方法	内容
在援助程序中渗透日本对发展中国家的援助理念,扩大日本的影响力	受援国提出申请后由日本政府审查、决定实施援助的项目及预算,再由中标的企业具体实施援助项目。 从申请到执行的援助过程中,加强了援助国与受援国政府间、政府到企业、企业到企业、企业到个人的连锁关系,实现了对受援国从政府到民间的逐层交流与合作,间接地将日本文化和理念渗透到受援国的各个层面
以政府和民间的援助实施机构为窗口,展示和扩大日本的国家形象	国际协力机构(JICA)作为日本实施对外援助的主要窗口,在援助过程中扩大了 JICA 对外宣传日本技术、文化、语言等方面的窗口作用
通过对外人才教育培养,树立日本和平国家、教育发达和国际化的形象	宣传留学政策、支持中小企业在海外投资生产等活动,扩大日本的国际影响力
通过扩大问卷调查和教育资助的方式提高日本对外援助的知名度	对日友好感度、对日本援助的认知度等问题调查,并对外公布调查结果。通过数据分析以调整相应的方法或对策。调查活动本身也是在扩大日本对外援助的知名度,使不能直接感受到援助作用的国内外民间群体对日本援助产生基本认识
通过国内外相关媒体,及时并有效地宣传日本对外援助的动态	媒体舆论反映出的社会动态决定其政策方向,同时也可通过媒体舆论宣传其政策,引导民众。日本的各大媒体,如共同社、产经新闻、朝日新闻、日经新闻、NHK等,都设有中文版、英文版网站,有些还设有多国语言的版面。媒体跨越了语言的障碍,增强了传播效果

参考资料:王晓博.日本对外援助在公共外交中的作用.东北亚学刊,2013,(03):14-20.

JICA 的妇幼健康项目的主要聚焦以下领域：一是直接解决妇幼健康的特定问题；二是改善该国的行政和财政状况，通过卫生部门改革和减轻财政赤字确保稳定提供妇幼健康服务；三是将妇幼保健融入处理其他卫生问题的方案和项目，包括卫生管理、社区卫生、护理教育、预防艾滋病毒感染等，在主要关注性别、减贫、农村发展等而非健康的方案和项目中处理妇幼健康问题。

JICA 妇幼健康项目根据发展中国家的不同背景，论证改善妇幼健康项目的有效方法，推广已被证明有效的现有项目。JICA 项目主要围绕加强国家和地方政府在卫生政策管理和项目管理方面的能力；改善卫生服务设施；卫生人力资源能力开发；社区赋权和参与；促进卫生行政人员、卫生服务提供者和受益人之间的协作和协调（例如，加强信息共享和反馈、促进责任分担、改进转诊操作、适当应用妇幼保健手册方案，以更好地确保准确的沟通和连续的服务等）等方面开展活动。

JICA 的妇幼健康项目主要采取以下三大策略：

一是倡导全民健康覆盖（universal health coverage，UHC）：倡导UHC 理念，推动受援地全面加强卫生系统，提高当地卫生机构的服务设施和能力，提供有效的妇幼保健服务项目，如：加强农村偏远地区的分娩机构建设，提高住院分娩率，加强新生儿基础护理和 5 岁以下儿童的成长监测等；同时，确保社会保险的全覆盖，如：产前护理期间检查孕产妇参保记录，予以贫困人口参保费补贴等措施；通过提高医疗服务的可及性和费用的可负担性，促进妇幼健康服务覆盖到每一位妇女儿童。

二是强化护理的连续性（continuum of care，COC）：促进受援国卫生部扩大母婴保健服务的行政和管理能力；建设地方卫生当局的能力；加强助产士和其他卫生服务提供者的服务能力；强化社区服务能力并提高其服务意识；加强卫生中心与基层和转诊卫生机构之间的协调。具体措施包括：开展围生期护理，加强医疗系统的护理质量，组织和动员社区卫生团队支持孕妇及其家庭等。JICA 在许多国家推行妇幼保健手册项目,内容涵盖本国关于产妇、新生儿和儿童保健的标准,记录妇女儿童的健康信息,可指导卫生工作者提供国家标准服务,促进妇幼健康的自我监测。

三是开展多部门合作(multi-sectoral approach):通过多部门合作解决问题,探索多部门合作改善妇女儿童健康。如:非洲营养问题多部门倡议,由卫生、教育、食品等部门或各利益相关者协同合作,促进实施以人为本的营养政策或活动等。

案例 2-2　越南推广妇幼保健手册项目(2011—2014)

在越南,婴儿死亡率、产妇死亡率和人均预期寿命等基本健康指标在不同地区之间存在显著差异,特别是居住在农村和偏远地区的贫困人口或少数民族群体的指标远低于全国平均水平。基于此,卫生部计划通过制定有效的妇幼保健手册改善妇幼健康水平,手册可以适用于全国,取代其他五花八门的妇幼保健家庭记录。该手册的原型已由日本的一个非政府组织于 1998 年在本特雷省实施,并于 2009 年在河江省实施。

基于制定标准妇幼保健方案,在全国范围内推广使用《妇幼保健手册》,改善全国的妇幼保健状况的目标,越南卫生部在对河江省现有的《妇幼保健手册》进行修订后,选定奠边、和平、清化和安江四省作为试点,由省级卫生部门在卫生行政系统的管理方面发挥领导作用、执行项目并对下级进行支持性监督和监测。在评估项目干预措施的过程和成果的基础上,完善妇幼保健手册和指南,提交卫生部,形成全国统一规范,并在全国范围内推广。实施过程中,越南卫生部还通过电视、广播、报纸等大众媒体进行宣传,保障其实施效果的传播。

（二）国际组织妇幼健康传播策略

联合国系统内有多家机构参与促进全球妇幼与生殖健康领域的发展工作,包括世界卫生组织(WHO)、联合国儿童基金会(UNICEF)、联合国艾滋病规划署(UNAIDS)、联合国人口基金会(United Nations Population Fund,UNFPA)、泛美卫生组织(Pan American Health Organization,PAHO)和国际药品采购机制(Unitaid)等。联合国机构是全球卫生中重要的技术支持方,为受援国的政策制定提供咨询建议;此外,联合国机构在部分国家也会参与卫生服务提供与协调。据美国华盛顿大学健康计量与评估研究所(Institute for Health Metrics and Evaluation,IHME)估算,2019 年这些联合国机构在妇幼卫生领域的卫生援助总额达 3 800 亿美元,其中很大一部分投入了亚非等地区的发展中国家。世界卫生组织、联合国艾滋病规划署、联合国人口基金会、联合国儿童基金会、联合国妇女署与世界银行在 2010 年成立了 H4+ 伙伴关系,后来这一伙伴关系更名为 H6。这六家联合国相关机构共同支持联合国提出的"每个妇女每个儿童"倡议,整合各方面资源共同改善妇幼、新生儿与生殖健康。在肯尼亚,卫生部与H6 机构在六个疾病负担最严重的县开展了新的妇幼与生殖健康干预项目,资金来源为由联合国儿童基金会、人口基金、世界卫生组织和英国、挪威政府共同成立的信托基金。H6 伙伴关系可以有效地整合资源、避免国家内的项目重复。

作为世界上主要的儿童权利倡导机构,联合国儿童基金会在扩大免疫计划、消除脊髓灰质炎、预防碘缺乏症疾病、预防控制腹泻等领域成功开展过许多大规模宣传倡导和社会动员活动。根据联合国儿童基金会 2010 年宣传工具包(Advocacy Toolkit,2010)定义,[1] 宣传

---

[1] UNICEF Advocacy Toolkit:A guide to influence Decesions that improve Children's lives. https://sites.unicef.org/cbsc/index_42148.html

/倡导是基于已证明的证据,直接或间接影响决策者、利益相关者和相关受众以支持和实施有助于实现儿童和妇女权利的行动的深思熟虑的过程。宣传需要不断将相关信息转化为有说服力的论点或理由,并以适当的方式将论点传达给决策者。长期以来,联合国儿童基金会通过传播促进发展(Communications for Development,C4D)战略和开展相关的项目来促进价值观和行为的改变,以提高儿童的生活质量。C4D采用了综合策略,包括宣传、社会动员和针对社区和家庭层面的综合干预措施,以促进行为和社会变革的进程。联合国儿童基金会采用社会生态模型(Socio-Ecological Model,SEM),用于解释个人行为决定因素和环境因素的多方面交互影响,并确定行为和组织的杠杆点和最佳介入点。此外,联合国儿童基金会致力于围绕C4D的传播战略和开展项目来加强体系的建设,并建立伙伴联盟。C4D战略流程让项目当地的基层人员参与进来,让当地文化的特点成为沟通的一部分,给家庭和社区赋权,同时应用社会和行为数据和证据来计划、实施、监控和评估沟通的策略。

案例2-3　中国母子系统保健健康促进与健康传播项目(2006—2010年)

1. 项目目标

项目以全国亿万农民健康促进行动为平台,在四川、西藏、青海等12个省(自治区、直辖市)的46个县开展多种形式的健康教育活动,以期提高项目地区目标人群对母子保健知识的知晓率和卫生服务的利用率,为实现母子系统保健项目的总目标提供支持。2008年该项目的年度目标是60%的孕妇及儿童监护人获得本年度健康传播核心信息,50%的孕妇及儿童监护人能掌握本年度传播的正确保健知识和技能。

2. 传播内容

项目开发了《健康教育参与式方法培训手册》《母乳-宝宝的天然美食》和《住院分娩母子平安》专题片、《开奶要及早,初乳是个宝》公益广告以及《乡村健康骨干人员参与式传播方法》教学片等传播材料。

项目提出孕妇应按要求至少接受与次产前检查;孕期出现危险症状应立即就医;孕产妇应食用营养丰富的食品;住院分娩;新生儿要注意保持体温;母乳是婴儿最好的食物和饮料;患有腹泻的儿童必须补充足够且合适的液体;孩子发热、咳嗽、腹泻或吃奶差应及时就医;养成良好的卫生习惯;从孩子6个月起必须开始合理添加辅食;注意安全,防止儿童意外事故等十一项关键信息,要求各省每年有重点地选择2~3条核心信息,开展多种形式的健康传播活动。

3. 传播形式

各项目省在采取大众传播和人际传播相结合的形式传播母婴保健核心信息的基础上,同时开展参与式传播活动和特色传播活动。项目在国家层面开展大众传播,搭建《健康时空》播出网,覆盖了32个县。

2008年项目加强了乡村健康教育骨干(村医、村干、妇女主任等)开展参与式传播活动的能力建设。乡村健康教育骨干在基层对各级目标人群开展了角色扮演、小组讨论、现场演示、小组访谈、看图讲解等健康知识传播活动。如江西临川县2008年1~9月接受过参与式健康传播活动的目标人群达数千人次。发挥乡村健康教育骨干在健康传播活动中的作用,使其逐渐成为项目核心信息传播活动的主力军。

各地还利用具有当地特色的传播渠道和社会活动,充分挖掘和利用当地资源,拓宽传播渠道。如广西结合当地民俗开展了项目核心信息传播参与式山歌对唱活动,将山歌对唱融入到参与式活动中;江西临川区利用乡镇卫生院输液室、待产室或预防接种室统一设置的电视机和 DVD 设备,定期向患者、产妇及儿童家长宣传有关防病治病、妇幼保健等方面的知识。

4. 传播效果

地区目标人群的知识知晓率和行为形成率有明显的提高,基本达到要求。总体而言,目标人群对产前检查、住院分娩、母乳喂养、及时添加辅食等信息的认识和做法均较好,但对于早开奶时间、6 个月内纯母乳喂养及添加辅食的原则等具体知识的知晓率还有待进一步提高。

调查结果显示中国的城市居民和农村居民主要靠电视媒体(城乡分别为 83.5% 和 76.6%)获取健康知识,在农村地区,仅有少量人通过报刊书籍(18.3%)获取健康知识。总体而言,医生传播健康知识(城乡分别为 39.8% 和 49.7%)效果不明显。随着时代发展,传播的媒介和形式在不断的丰富和更新,健康传播的方式也需要随着科技和时代的进步进行拓展。

资料来源:严丽萍,安家璈. 2008 年度母子系统保健健康促进与健康传播项目效果评估. 中国妇幼保健,2009,24:2912-2914.

(三) 公私合作伙伴关系妇幼健康传播策略

公私合作伙伴关系(public-private-partnerships,PPP)是指公共部门与私营部门基于项目而形成的合作关系,调动私营部门所掌握的资源来参与提供公共产品和服务。在这种伙伴关系中至少存在一个以盈利为目的的私营部门(诸如公司)和一个非营利的公共部门(例如政府和国际组织等),它们在创造社会价值方面拥有相同的目标,共同合作在弱势人群中开展项目,通过协议制定决策、承担风险、分享利益。不同的组织参与到公私合作伙伴关系中,带来了不同的资金、技术等资源,可以实现各方的"双赢"或"多赢"。近年来,全球卫生领域的公私合作伙伴关系取得了令人瞩目的成就。成立于1999年的全球疫苗免疫联盟(Gavi),作为一个公私合作的全球卫生合作组织,致力于为生活在世界最贫穷国家的儿童提供新的和未充分使用的疫苗,合作伙伴包括发展中国家和援助国政府、WHO、UNICEF、世界银行、产业界、盖茨基金会、非政府组织和科研机构。

1. 全球融资基金(Global Financing Facility,GFF)

为了减少全球每年280万可避免的孕产妇和儿童死亡,世界银行于2015年7月发起成立了全球妇女、儿童和青少年创新融资机制(GFF)。全球融资基金是一个多利益相关方的伙伴关系,通过催化融资和技术援助,促进对生殖、孕产妇、新生儿、儿童和青少年健康与营养(RMNCAH-N)的投资。在2018年的筹资会议上,挪威、盖茨基金会、荷兰、英国、默克(默沙东)母亲计划等机构共同宣布出资10亿美元。全球融资基金支持36个低收入和中等偏下收入国家制定和实施优先国家卫生计划,以扩大妇女、儿童和青少年获得负担得起的优质的妇幼健康服务的机会,[①] 其中包括25个非洲国家。刚果民主共和国、埃塞俄比亚、肯尼亚和坦桑尼亚是最初开展项目的4个国家。

GFF全球筹资框架是一个国家主导的平台,最大限度地利用和协调国内资金和外部伙伴的支持,有针对性地加强初级卫生保健系统,改善生殖、产妇、新生儿、儿童和青少年的健康和营养,推动实现全民健康覆盖(UHC)和可持续发展目标(SDGs)。GFF全球融资的模式是由各国政府牵头,联合全球伙伴,通过多方捐助者信托基

---

① The Global Financing Facility for Women,Children and Adolescents(GFF),About us,https://www.globalfinancingfacility.org/introduction

金（GFF 信托基金）的赠款、国际开发协会（International Development Association，IDA）和国际复兴开发银行（International Bank for Reconstruction and Development，IBRD）的供资，以及其他国内外资源的投入，共同支持一项国家计划。作为一种全新的发展筹资模式，它并不是一个提供发展援助或直接提供产品和服务的基金，而是一个催化式的多方融资机制，通过少量的赠款以撬动更多的资源，如本国财政、世行的融资、援助国的融资，以及私营部门的资金，使项目筹集到足够的经费，来弥补资金的不足，帮助发展中国家减少对外部援助的依赖，实现自我发展。①

2. 盖茨基金儿童营养改善计划

（1）项目背景

营养一直是全球卫生和发展中一个被忽视的领域，在全球外援中所占比例不到 1%。在从母亲怀孕开始到儿童两岁期间关键的 1 000 天，每年有数百万儿童因营养不良而死亡，还有更多儿童遭受身心障碍。许多生活在贫困中的儿童因为得不到足够的食物或正确的食物，导致生长和发育不良，数百万人还因患有腹泻等疾病造成营养不良。在 5 岁以下儿童的死亡中，约 45% 是由营养相关因素造成的。在幸存的营养不良儿童中，超过四分之一的儿童发育不良，这可能损害神经发育。不健康和营养不良的妇女和女孩有更大的概率生育营养不良的儿童。由于营养不良会损害免疫系统，营养不良的儿童更容易受到威胁生命的传染病以及身体和认知障碍的伤害。这限制了他们在学校的学习能力，降低了他们成年后的生产力——形成了一种恶性循环，使家庭、社区和国家无法摆脱贫困。

基于此，盖茨基金发起了儿童营养改善计划，英国国际发展部承诺提供 1.8 亿美元的额外匹配资金，该资金用于为 2013 年"营养促

---

① The Global Financing Facility for Women，Children and Adolescents（GFF），Financing model，https://www.globalfinancingfacility.org/financing-model

进增长"峰会的承诺提供 1∶2 的匹配资金。

(2) 项目目标

建立减少全球营养不良所需的政治意愿,确保所有妇女和儿童获得必要的营养,过上健康和正常的生活。

(3) 关注对象和合作对象

该项目通过几个高负担国家如孟加拉国、布基纳法索、埃塞俄比亚、印度和尼日利亚等的合作伙伴关系,为解决当地妇女儿童营养改善提供有效的干预措施和解决方案。

项目的主要合作伙伴包括 Alive & Thrive、海伦凯勒国际、HarvestPlus 和全球营养改善联盟(Global Alliance for Improved Nutrition,GAIN),这些合作伙伴在每个国家为项目实施提供资金和有效的技术支持,并探索将本项目成功的合作经验向其他国家推广应用。

项目还争取到了包括"1 000 天""全球营养报告""拯救儿童""扩大营养""格拉萨马谢尔信托基金"和"反饥饿行动"等组织的合作支持,这些组织主要致力于在全球(尤其是高负担国家)制定更好的营养相关证据、政策和宣传,可以为本项目提供宣传支持,并为本项目获取更多的投资和捐助起到示范作用。

(4) 项目策略

项目主要支持经过验证的改善营养的方法,还探索了如改善妇女和少女的营养,增加宣传和技术援助,改善数据系统,加强粮食系统等新的方法。

(5) 项目内容

一是向妇女和儿童提供已证明可改善营养的解决办法,如母乳喂养和食物强化,并将研究扩展到创新的新方法。二是为妇女孕前提供帮助,提高其安全怀孕和拥有健康、营养良好的孩子的可能性。三是改善粮食系统,帮助确保人们全年都能更好地获得安全、营养和负担得起的粮食。主要针对甘薯这一被证明在营养改善和解决粮食不足问题上有效的新品种,盖茨基金会通过与各国政府、联合国、双边机构、非政府组织和私营部门以及基金会内的其他团队密切合作,支持从食品的生产到销售和消费的整个食物链上的改变,与各国政府,特别是与农业部和卫生部合作,采取通过加强农业和营养部门之间的合作来加强粮食系统的生产,倡导和推广新甘薯的广泛种植,改善营养食品的生产和运送等来解决饮食不足问题。四是促进营养领域的数据革命,以加强行动的证据基础,保障营养食品的安全和可负担性,为决策提供信息,并跟踪实现改善营养的目标和承诺的进展。

三、国际妇幼健康经验与传播策略启示

(一) 制订全球卫生战略,为妇幼健康经验全球传播提供方向指引

OECD 援助国向发展中国家提供包括妇幼卫生在内的全球卫生合作,多从自身的国家利益出发,以全球卫生战略或政策文件为方向指引,以援助为手段,向发展中国家传播西方国家的民主、自由价值理念,并在政府透明度、意识形态、标准等方面设立标准,以实现政治、经济、外交、安全等目的。这些传统援助国将卫生援助概念纳入国家全球卫生战略规划中,在顶层设计中将卫生援助与卫生外交相融合。例如,日本不断完善卫生援助战略,首先凝聚了政府高层的力量去推动卫生援助,在卫生援助的过程中参与全球卫生治理,提高其国际影响力。完善对外卫生援助的战略方针和战略部署,给予对外援助强有力的政策支持。加强全球卫生治理的战略地位,推动卫生援助过程中的多部门协作和多方参与。利用对外援助为本国发展谋求更大的政治空间、更好的舆论环境、更好的国际形象。

（二）完善的管理架构和治理体系，为开展妇幼健康领域全球合作提供制度保障

美、英、日等国的政府均设有统一管理和协调对外援助和发展合作的专门机构，如美国国际发展署（USAID）、英国国际发展署（DFID）、日本国际协力机构（JICA），这些机构中均设有专门负责卫生发展援助的部门和遍布发展中国家的海外办事处，推动与发展中国家妇幼卫生方面的发展合作、经验共享、促进双方人员机构间的交流合作，积累了丰富的专家资源和合作经验。

（三）多元的融资模式和行为主体，为推动妇幼健康领域全球合作提供更多可能

OECD 国家及国际多边组织机构、发展银行，近年来积极创新融资方式，如世界银行发起的改善妇女儿童和青少年健康的 GFF 融资机制，为推动妇幼领域全球合作提供更多的可能。今后应用好中国政府对联合国机构、国际组织、非政府组织等的出资，尤其是中国捐赠的款项和合作设立的信托基金，增强对这些资金使用的投入优先重点、治理安排和绩效问责的主导性，联合上述机构，在"一带一路"卫生合作框架下，联合支持开展妇幼健康领域的经验传播和交流分享活动。此外，还应在政府官方援助的基础上，增强民间合作力度，发挥协同作用。

（四）采用系统、立体式妇幼健康合作模式，提高妇幼健康领域全球合作的可持续性

为提升发展援助项目的有效性，近年来 OECD 国家对外卫生援助模式，由传统的"垂直性"项目，逐步转向系统方案、立体式的合作模式，如美国帮助非洲国家建立综合医疗服务体系、培训非洲医疗工

作者；日本协助受援国制定当地医疗卫生发展规划；英、法等欧洲国家关注加强受援国的医疗卫生体系建设和卫生人力培养，并提供科研和技术支持。目前中国也在逐步加强现有的派遣援外医疗队、援建医疗卫生机构、提供药品物资援助、卫生人力资源开发援助之间的协调，希望发挥整体合力；另一方面加强基于中国卫生改革发展经验的技术援助，提升国家的"软实力"，即制度经验和具体技术的分享与输出。

（五）因地制宜，确定"一国一策"妇幼健康经验的传播策略

妇幼健康经验的传播应当根据受援国的需求，利用援助国自身发展经验和优势，同时兼顾受众的文化宗教信仰背景、教育水平和接受程度，从实际出发开展援助。妇幼健康传播作为向特定群体为受众进行的健康传播，涉及政策制定者、专业知识群体和大众人群，不仅需要不同群体、机构之间的相互配合和渗透，还需要考虑到专业知识的通俗化、易懂化。因此，未来的妇幼健康经验传播活动，应在总结各自发展经验和实践的基础上，共同商定合作的优先领域，从管理制度和体系建设到卫生人力的培养，从医疗技术、产品和设备的供应到人群的健康教育，制订系统的合作策略和行动方案，才能从根本上帮助"一带一路"国家解决妇幼健康发展的实际需求，实现"治标"与"治本"相结合。

03

第三章
中国妇幼健康经验传播的工作基础

中国在参与全球卫生治理中,采取了多种妇幼健康合作形式,如开展卫生外交,与他国的双边及多边合作中开展对外卫生援助,与国际组织合作开展对本国妇女儿童或他国妇女儿童的合作项目及培训交流,建立区域合作机制,在中非、东盟以及金砖国家等合作平台上开展妇幼健康的合作和交流等,在对外合作交流过程中传播中国妇幼健康经验和适宜技术。

一、全球卫生治理中的中国妇幼
健康经验传播

中国参与全球卫生治理主要有两种方式。一是与其他国家开展双边及多边合作。例如,通过派遣医疗队的形式向第三世界国家提供医疗援助,开展卫生外交活动;举办大型论坛或峰会,与多国建立双边战略协议与对话框架等。二是与世界卫生组织等国际组织开展合作,1972 年以来,中国不断加强和扩大与世界卫生组织的合作,积极参与全球卫生工作,贯彻相关目标和倡议,并充分利用国际组织舞台,积极主动开展多边外交,向第三世界国家提供支持。

随着中国经济达到中高收入国家水平,其发展受援国的地位已经改变。中国获得的发展援助资金在过去 20 年中大幅减少,卫生领域也不例外。许多卫生发展合作伙伴近来已减少或终止了对中国的双边支持。同时,中国对其他低收入和中等收入国家的支持却有增无减,通过派遣援外医疗队、援建医院等卫生设施、捐赠医疗设备和药品、卫生人力资源开发合作、紧急人道主义援助等形式改善了他们的医疗卫生服务可及性和能力,成为南南卫生合作的典范。

2010—2012 年,中国在积极参与国际卫生发展平台,向多边机构捐助达 2.85 亿美元。中国是世界卫生组织执委会成员,同时也是全球抗击艾滋病、结核病和疟疾基金及联合国艾滋病规划署(UNAIDS)的理事会成员;中国还积极参与制定"可持续发展目标"。2015 年,中国主办了"第五届中非圆桌会议",切实参与卫生话题讨论并探索中非合作新路径。中国对卫生的重视还体现在履行国际承诺上,如《国际卫生条例(2005)》《联合国残疾人权利公约》等。

此外,中国的成功经验还可供其他发展中国家在制定国内政策时参考,通过南南合作解决这些国家面临的卫生问题。中国政府正在稳步增加对外(尤其是对最不发达国家)的技术和经济援助,通过派出医疗队、捐助医疗设备和药品、援建医疗机构、培训卫生人员等方式,帮助这些国家解决本国卫生问题。近些年,南南合作已拓展到疟疾控制等疾病防控项目。中国在应对西非埃博拉疫情的过程中坚定发挥了国际领导力,向暴发疫情的西非三国提供了价值超过 1.2 亿美元的物资援助,并向疫区派出近 1 200 名医务人员。中国医学专家还为非洲 9 国共计 1.3 万名当地医疗护理人员进行了埃博拉治疗的培训。①

在妇幼健康领域,过去几十年,中国政府始终将妇女和儿童健康作为卫生健康工作的重点。通过实施农村孕产妇住院分娩补助、宫颈癌和乳腺癌检查等一系列重大项目和政策,着力解决影响妇女儿童健康的重点问题。经过不懈努力,中国的孕产妇死亡率从 2009 年的 31.9/10 万下降到 2020 年的 16.9/10 万,婴儿死亡率由 2009 年的 13.8‰ 下降到 2020 年的 5.4‰,被世界卫生组织列为"妇幼健康高绩效国家"。因此,中国在妇幼健康领域积累了大量有益的实践经验,可通过南南合作等机制、平台和全球卫生治理为其他面临相同妇幼卫生问题的发展中国家在制定国内政策时提供参考。

(一) 以世界卫生组织为平台参与全球卫生治理

在全球卫生治理中,世界卫生组织具有不可替代的优势,其结构的普遍性赋予了其在多边卫生体系中的重要地位,同时世界卫生组织也是唯一的由组织宪章《组织法》赋予协调、制定并实施国际卫生规范和标准的机构。此外,它还具有无可置疑的召集权,是全球卫生谈判的重要中介和平台。② 因此,在妇幼健康领域,世界卫生组织仍然是我国参与全球卫生治理所借助的联合国框架下的主要平台。

在《中国 - 世界卫生组织国家合作战略(2016—2020)》中提到,世界卫生组织与中国政府的合作将包括:支持中国实施《国际卫生条例(2005)》、世界卫生组织《烟草控制框架公约》及其他国际框架及协定,促进全球卫生事业发展;促进中国通过积极参与现有平台并创建新的平台,更深入地参与全球卫生议程等政策的制定;支持中国生

---

① 世界卫生组织西太平洋区域办事处.中国 - 世卫组织国家合作战略(2016—2020)[J].中国卫生政策研究,2016,9(3):68.

② 许静,刘培龙,郭岩.全球卫生治理机制及中国参与的建议[J].中国卫生政策研究,2013,6(11):1-7.

产出可负担、高质量的卫生产品,为全球卫生做贡献;支持中国向其他发展中国家分享国家卫生工作的经验和教训,并提供相关的技术支持,包括南南合作;支持中国向国际宣传卫生和非卫生部门卫生领导力和治理工作的重要性;支持中国全球卫生人才队伍建设等六个方面。

在全球卫生领域,以大型会议为代表的国际会议外交已成为全球卫生治理的一种重要形式和载体。全球卫生治理领域具有代表性的国际会议是世界卫生大会。世界卫生大会是世界卫生组织的最高权力机构,也是立法机构,由全体成员国共同决定组织目标和政策,有权决定组织的各方面工作,审议世界卫生组织总干事的工作报告、预算报告,审查世界卫生组织的工作,确定新目标分配新任务,讨论指导本组织的目标和优先重点,以及达成全球卫生治理领域的协定、规则、公约等。作为政府间组织的联合国专门机构,世界卫生组织的国家代表界制定了世界卫生组织治理的范围,确立了作为全球卫生的首要领导者,声明了该组织"充当国际卫生工作的指导和协调机构"与联合国机构、各国卫生部和专业组织密切合作;而《世界卫生组织宪章》授予了世界卫生组织广泛的规范性权力以便执行其使命,并授权世界卫生大会通过公约、协定和规则,并对国际卫生问题提出建议。[1]

1. 在世界卫生大会上推动妇幼健康倡议,分享中国经验

2019年5月20日,中国等5国共同举办的"从初级卫生保健迈向全民健康覆盖和可持续发展目标"主题边会在第72届世界卫生大会期间召开。中国国家卫生健康委员会主任马晓伟出席并作主旨发言,分享了中国初级卫生保健服务网络及配套制度建立并且持续强化的经验,同时表示这些经验在推进实施全民健康覆盖和2030可

---

[1] http://www.nhc.gov.cn/xcs/s3578/201905/e2a9a656d7904c96a65029f85b89fcfe.shtml?from=timeline

持续发展目标方面可以发挥积极作用,以及中国积极参与国际卫生合作的态度。

马晓伟介绍了我国通过服务创新保障重点人群享有基本卫生保健的经验。其中,"将妇女儿童作为初级卫生保健关注的重点人群,通过宫颈癌和乳腺癌筛查、实施以降低孕产妇和婴儿死亡率为核心的母婴安全五项制度、推进计划免疫等措施,解决影响妇女儿童健康的重点问题"是重要的经验之一。

在边会上播放的专题片介绍了中国借助三级卫生服务网络,实施孕产妇住院分娩补助、宫颈癌和乳腺癌检查等一系列重大项目和政策,着力解决影响妇女儿童健康的重点问题;实施以预防和减少孕产妇和婴幼儿死亡、保障母婴安全为核心的"母婴安全五项制度"。

最后,边会产出了《中国初级卫生保健实践边会报告》中英文版,其中介绍了 2016 年发布的《"健康中国 2030"规划纲要》中提出的妇幼健康相关目标,包括到 2030 年,孕产妇死亡率、婴儿死亡率、5 岁以下儿童死亡率分别下降到 12/10 万、5‰、6‰。

2. 与世界卫生组织建立合作中心,开展传播交流活动

1978 年 10 月,中国卫生部同世界卫生组织签订《卫生技术合作备忘录》。自此以来,我国一些医药卫生研究机构相继被确认为世界卫生组织合作中心(以下简称"合作中心")。合作中心是中国卫生部和世界卫生组织共同审议确定的,是以与世界卫生组织技术合作的方式,促进中国医药卫生事业的发展和为世界卫生组织提供可借鉴的经验。

合作中心的主要作用是推广先进的适宜技术、防治严重危害人民健康的重大疾病和开展卫生体制等方面的研究;合作中心的网络作用是实现世界卫生组织与成员国之间的技术合作。

截至 2020 年,根据世界卫生组织的统计数据,中国在册的世界

卫生组织合作中心共有 66 个,其中有 5 个妇幼健康合作中心。[①]

(1) 中国聋儿康复研究中心

中国聋儿康复研究中心(现更名为中国听力语言康复中心)成立于 1983 年,隶属于中国残疾人联合会,是全国听力语言康复工作的技术资源中心和行业管理机构,承担世界卫生组织听力障碍预防与康复合作中心职能,开展听力语言康复领域的国际交流与合作,并承担世界卫生组织关爱发展中国家听力健康实验项目。[②] 其主要职责包括支持世界卫生组织技术工具和资源的开发和实施;与世界卫生组织合作在中国实施促进听力保健的战略和支持世界卫生组织预防聋和听力减退(Prevention of Deafness and Hearing Impairment, PDH)的宣传和技术活动等三项。

2013 年以来,由中国聋儿康复研究中心每年主办的中国听力语言论坛吸引了国内外医疗机构、高等院校、科研院所、康复机构、特殊学校等方面的代表参加。论坛在搭建多领域、多学科、全方位的交流平台,加强听力、语言、康复教育各相关领域的交流与融合,推动听力语言障碍康复事业的发展方面发挥了积极作用。[③]

(2) 首都儿科研究所

首都儿科研究所是 WHO 儿童卫生合作中心的挂靠单位。中心成立于 1989 年,多年来,在儿童疾病综合管理、婴幼儿喂养、儿童早期综合发展等方面开展多项工作,在中国和西太区儿童卫生领域发挥着重要的作用。其职责范围包括:支持世界卫生组织进行良好的儿童保健评估,并收集和支持制定区域战略;协助世界卫生组织测试并完善西太平洋区域婴幼儿基本卫生保健质量改善工具;应世界卫生组织要求,与西太平洋区域国家分享中国幼儿发展(ECD)经验和

---

① http://www.scria.org.cn/user/home.asp?id=320

② https://baike.baidu.com/item/ 中国聋儿康复研究中心 /10042339?fr=aladdin

③ http://www.chinadeaf.org/hyzd/2018/08/25/c_10508.htm

根据世界卫生组织的要求,针对区域情况评估和调整补充性喂养评估工具等四项。

2020年,首都儿科研究所承接了世界卫生组织儿童卫生合作中心委托的"协助世界卫生组织促进区域健康儿童保健服务"项目,项目在第一阶段完善《中国健康儿童保健报告》,第二阶段组织西太区域内6国(中国、日本、柬埔寨、菲律宾、蒙古和越南)进行区域健康儿童保健发展状况研讨,第三阶段协助世界卫生组织完成《WHO西太区国家的健康儿童保健报告》,并提出6国健康儿童保健的改进建议,以推动各国增加在儿童健康领域薄弱部分的资源投入,促进区域整体发展。

此外,成都中医药大学作为世界卫生组织人类生殖研究合作中心,南京脑科医院作为世界卫生组织儿童心理健康研究与培训合作中心,北京大学妇儿保健中心作为世界卫生组织妇儿保健研究培训合作中心,均在生殖健康、儿童心理和妇儿保健等方面开展了大量的国际合作、培训和交流等活动。

(二)与联合国框架内其他机构合作开展妇幼健康经验传播工作

近年来,在当前全球治理主体多元化的大背景下,世界卫生组织在卫生领域内的领导地位逐渐受到挑战,联合国框架内的其他组织也开始在全球卫生领域占据一席之地,联合国儿童基金会和联合国人口基金也成为我国参与治理全球妇幼卫生的重要合作平台,其他平台还包括联合国开发计划署、世界银行等。[①]

1. 联合国儿童基金会

联合国儿童基金会(UNICEF)于1946年12月11日成立,当时

---

① 尹慧,高迪. 全球健康领域的国际合作者分析——以在中国开展卫生合作的机构为例[J]. 中国卫生政策研究,2015,8(01):52-57.

称为"联合国国际儿童紧急基金会"。1953 年改称"联合国儿童基金会",简称为"儿童基金"或"儿基会",英文缩写保留"UNICEF"。儿基会成立之初为向第二次世界大战中受害儿童提供紧急救助,1950年后主要是帮助解决发展中国家儿童的营养不良、疾病和教育等问题。近年来,其业务范围已扩大到儿童生存、发展和保护等各个领域,主要援助对象是发展中国家的儿童,重点在儿童保健、营养、教育、福利,以及妇女发展、安全饮用水等领域。

1979 年,中国开始与联合国儿童基金会发展合作关系。自 1980年以来,中国一直是联合国儿童基金会执行局成员。1979 年至今,联合国儿童基金会共在中国开展了 160 多个项目。2016—2020 年,双方合作重点关注妇幼卫生和营养改善,提高优质早期教育、基础教育的可及性,促进以家庭和社区为基础的儿童保护服务的可及性并制定相关的支持性政策。国务院副总理孙春兰曾于 2018 年会见联合国儿童基金会执行主任亨丽埃塔·福尔。2019 年 4 月,福尔来华参加第二届"一带一路"国际合作高峰论坛。联合国儿童基金会与中国国家发展改革委签署的合作文件被纳入第二届"一带一路"国际合作高峰论坛成果清单。[①]

为加快发展中国家实现可持续发展目标(SDGs)的进程,中国与联合国儿童基金会合作,为发展中国家的妇幼健康事业提供诸多支持,采用多种方式传播分享中国妇幼健康领域的有效经验:

(1)开展将中国改善儿童和孕产妇营养的经验向发展中国家传播项目

2019 年 4 月 29 日,联合国儿童基金会驻华办事处发布了《中国经验全球视角——联合国儿童基金会在华合作项目概览》,概述了联合国儿童基金会在中国所开展的项目。这些在中国开展的项

[①] https://www.fmprc.gov.cn/web/wjb_673085/zzjg_673183/gjjjs_674249/gjzzyhygk_674253/lhgertjjh_674353/gk_674355/

目经验,为关乎儿童利益的主要发展领域提供了全球视角。该出版物介绍了在新生儿保健、免疫接种、儿童早期发展、消除艾滋病、梅毒和乙肝垂直传播(即"母婴传播")以及水、环境卫生与个人卫生方面的经验,展现了联合国儿童基金会与中国政府携手合作在多个领域所取得的显著成果,便于联合国儿童基金会在中国的合作伙伴以及有意向与一同致力于推动南南合作的各方能从中有所收获。①

(2)在南南合作框架下通过援助、培训和交流传播我国妇幼健康经验

自 2017 年以来,在国家卫生健康委的指导下,国家卫生健康委国际交流与合作中心和联合国儿童基金会以及相关机构开展了两个妇幼保健项目,以改善发展中国家妇幼健康状况。

1)南南合作妇幼健康资助基金项目

利用中国政府的南南基金与联合国儿童基金会合作,在刚果(金)、埃塞俄比亚、肯尼亚、尼日尔、尼日利亚、塞拉利昂、苏丹和津巴布韦八国开展促进孕产妇、新生儿和儿童健康项目,每个国家都有适合当地的项目计划条件。

2)"一带一路"妇幼健康培训中心项目

"一带一路"妇幼卫生合作示范培训基地项目是国际交流与合作中心和联合国儿童基金会合作开展的援外培训项目。项目为期 5年(2018—2022 年),拟通过建立示范培训基地、开发妇幼健康相关培训课程、开展师资和学员培训等活动,打造旗舰级南南合作技术交流平台,分享中国在妇幼健康领域的工作经验和最佳实践,帮助相关发展中国家提高妇幼健康工作能力,以降低孕产妇和婴幼儿死亡率,促进妇女、儿童保健工作,同时提升中国援外人员的卫生发展合作能

---

① https://www.unicef.cn/chapter-3-maternal-and-child-health

力,推动中国与"一带一路"国家的卫生交流与合作,构筑南南合作框架下的可持续交流机制。[①]

此外,还在索马里开展旨在提升当地能力和服务水平的项目,为患有严重急性营养不良的儿童提供治疗,并向妇女提供综合保健和营养服务。

而在会议层面,在中非合作论坛(FOCAC)北京峰会之前,2018年中非卫生合作高级别会议期间召开了关于孕产妇和新生儿健康的信息分享专题会议;与国家卫生健康委联合召开了关于利用南南合作扩大孕产妇、新生儿和儿童健康解决方案的网络研讨会。[②]

2. 联合国人口基金

1966年第21届联合国大会通过第2211号决议,要求联合国系统的组织在人口方面向各国提供技术援助。1969年成立了"联合国人口活动基金",1987年正式定名为"联合国人口基金"(UNFPA),属联合国经济及社会理事会下属机构。基金的宗旨为加强成员国能力建设,以对人口和计划生育领域的需求作出反应;促进发展中国家和发达国家提高人口意识,制订解决人口问题的战略;应发展中国家要求,采用适合其国情的方法帮助其解决人口问题;在联合国系统的人口领域发挥主导作用,负责协调由人口基金支持的方案和项目。援助的主要领域包括计划生育和妇幼保健、避孕药具的研究生产、人口数据的收集分析、人口动态、人口政策与方案的制订与评估、人口教育和宣传、老年及妇女人口研究、专业人员的培训等。联合国人口基金在约150个国家或地区开展项目或提供技术援助,帮助提高妇女儿童健康水平,防止艾滋病传播和性暴力,降低孕产妇死亡率。

---

① http://www.ihecc.org.cn/news.html?_=1551320525069

② https://www.unicef.cn/what-we-do/south-south-cooperation-for-children

中国恢复联合国合法席位以来,联合国人口基金同中国的关系逐步发展。1978 年,联合国人口基金驻华代表处成立,同年,联合国人口基金与中国政府在北京签署《谅解备忘录》。40 多年来,双方开展了 8 个周期的合作,实施了 200 多个合作项目。中国与联合国人口基金的合作涉及计划生育、生殖健康、妇幼保健、扶贫、人口普查数据研究、人口学研究与人口教育、避孕药具研制、艾滋病防治、性别平等、人口老龄化、南南合作等领域,取得了良好的经济和社会效益。

中国在联合国人口基金和其他机构多年的支持下,在人口与发展领域建立了中国生殖健康技术指导培训中心、中国生殖健康家庭保健培训中心、南京人口国际培训中心和四川生殖卫生学院等机构,构建了重要的人口与发展南南合作平台,在人口与发展、性与生殖健康、母婴保健、领导能力建设等一系列议题上促进了中国与其他发展中国家的南南合作。如中国生殖健康家庭保健培训中心举办援外人力资源开发合作项目,先后培训了来自亚非拉、东欧及大洋洲 49 个发展中国家(其中非洲国家 31 个)和 3 个国际组织的 196 人次学员。

3. 联合国开发计划署

联合国开发计划署(UNDP)正式成立于 1965 年,是联合国系统最大的多边无偿援助机构。其前身为 1949 年设立的"技术援助扩大方案"和 1958 年设立的"联合国特别基金"。其宗旨为向发展中国家和地区提供资金和技术援助,以促进其以人为中心的经济和社会可持续发展。联合国开发计划署是联合国发展业务系统的中央筹资机构和中心协调组织,主要提供无偿援助,包括提供专家、资助国内外培训、考察及购买有限的硬件。联合国开发计划署项目以前主要由工发组织、劳工组织等联合国专门机构执行,近几年国家执行的比例日益增加。联合国开发计划署的援助也从传统的以加强国外先进技术的吸收和转让为主转向以扶贫为中心,以环保和社会发展为重点的可持续发展。

中国自 1972 年开始参加联合国开发计划署活动,双方合作始于 1978 年,每 5 年一周期,成功实施了多期"国别方案"及"合作框架"。截至 2020 年 4 月,双方合作项目超过 1 000 个,涉及农业、工业、能源、公共卫生、减贫和经济重建等多个领域。开发计划署已与中国签署共建"一带一路"合作文件提出要加强与周边国家"在妇幼保健、残疾康复和重大问题上的合作。"①

(三)建立区域合作机制与平台,开展妇幼健康经验传播

1. 中非合作卫生部长论坛

2013 年 8 月,中非部长级卫生合作发展会议在北京召开,会议以"新形势下中非卫生合作的重点领域"为主题,中非卫生官员进行了大会讨论,共同签署并发布了《中非部长级卫生合作发展会议北京宣言》(以下简称《北京宣言》)。《北京宣言》第六条提出"我们呼吁重视母婴健康、儿童健康及与未来非洲发展相关的健康需求,促进普遍可及的生殖健康服务。"在第九条中承诺双方将"通过发展伙伴开展国际合作,逐步探讨并试点开展血吸虫、疟疾,以及人人享有生殖健康保健、艾滋病和结核病预防、护理、治疗、辅助等公共卫生合作项目。"②

2015 年 10 月,第二届中非部长级卫生合作发展会议在南非开普敦召开,会议以"提高医疗卫生服务可及性、推动'后埃博拉时期'中非卫生合作"为主题。经过热烈讨论,与会各国代表团一致通过

① https://www.fmprc.gov.cn/web/wjb_673085/zzjg_673183/gjjjs_674249/gjzzyhygk_674253/lhgkfjhs_674311/gk_674313/

② http://www.nhc.gov.cn/gjhzs/s3590/201308/da8ad62e487a481f987e631e1318c6fc.shtml

了《第二届中非部长级卫生合作发展会议开普敦宣言》及实施框架。中非卫生合作应以公共卫生体系建设为核心,进一步全面提升中非卫生水平。中国表示将与非洲国家在疟疾、血吸虫病的防治以及妇幼健康、生殖健康等重点领域开展合作项目,推动解决困扰非洲国家的重大公共卫生问题。同时,《开普敦宣言》第九条提出"重申愿与各方共同努力,动员资源以降低可以预防的,但在非洲仍然较高的妇女及婴幼儿死亡率。"[①]

2015 年 11 月,习近平主席在中非合作论坛约翰内斯堡峰会上宣布开展中非公共卫生合作计划,"支持中非各 20 所医院开展示范合作,加强专业科室建设,继续派遣医疗队员、开展'光明行'、妇幼保健在内的医疗援助;鼓励支持中国企业赴非洲开展药品本地化生产,提高药品在非洲可及性"。12 月,中国与南非两国政府签署了《公共卫生和医学科学谅解备忘录》。根据《备忘录》,中南双方将在公共卫生、生物医学研究、初级卫生保健和家庭医学、医疗服务质量和行医标准、传统医学、院前急救、艾滋病和结核病治疗,以及卫生人力资源开发等领域加强合作和交流。[②]

"2018 中非卫生合作高级别会议——中非妇幼健康合作,携手助力母婴安全主题论坛"于 8 月 17 日在国家会议中心举行,来自中国、非洲多国的卫生部长、卫生部门高级官员、国际专家以及国际组织和发展机构的代表出席会议。会议通过主题演讲、专家讨论等形式沟通中非妇幼健康发展现状和问题,深入探讨中非在孕产妇和新生儿健康方面的优先合作领域,旨在通过加强南南合作、增加资金投入,推动改善非洲地区孕产妇与新生儿的健康状况。该论坛是由联合国儿童基金会、中国国家卫生健康委员会以及非洲联盟共同举办。

---

① http://www.nhc.gov.cn/gjhzs/s3582/201510/c26d9b276f714e3c9386c80250fe3b0c.shtml

② www.nhc.gov.cn/wjw/mtbd/201704/d969eeed1d8344efb9fec1c2f146959b.shtml

会上,中国介绍了近三十年来中国妇幼健康事业取得的主要成就、面临的主要挑战以及下一步的发展策略。中国表示愿与各国一起继续履行国际责任,继续保持与国际组织的良好合作,加强国际交流,积极向非洲国家分享中国妇幼健康的成功经验,为全球妇女儿童健康水平的提高作出贡献。①

2. 金砖国家卫生部长论坛

2017 年 7 月 6 日,金砖国家卫生部长会议暨传统医药高级别会议在天津开幕,巴西、俄罗斯、印度、中国和南非卫生部部长及代表团出席会议并通过《天津公报》。公报称,五国承诺加强与世界卫生组织等国际组织的合作,承诺支持和开展广泛的全球卫生合作项目,通过南南合作和三方合作等途径支持国际卫生机构和组织之间的协调与合作,加强金砖国家在全球卫生治理中的作用。② 同时,《天津公报》第 14 条提出"强调通过逐步降低产妇死亡率、新生儿死亡率、婴儿死亡率和 5 岁以下儿童死亡率来实现儿童生存权的重要性,从而实现可持续发展目标。确认在这一领域继续作出努力,并通过交流最佳实践经验加强合作。"③

3. 积极开展卫生双边合作

2015 年 10 月 13 日,中国和越南在越南河内签署关于人口、生殖健康和计划生育领域合作的谅解备忘录。根据该谅解备忘录,双方将加强在人口、生殖健康、计划生育及家庭发展领域的信息交流;在保护知识产权的前提下交流研究成果,并支持两国的研究机构、培训中心、服务产业等开展直接合作;双方将通过双边渠道,派遣相关领域的管理和技术人员赴对方国家访问,参加短期培训及进修课程,

---

① http://focacsummit.mfa.gov.cn/chn/pthd/t1586567.htm

② http://world.people.com.cn/n1/2017/0708/c1002-29391559.html

③ http://www.nhc.gov.cn/gjhzs/s3578/201707/eb33ba06d6c644d48c740d99950ce1fe.shtml

并共同参加科学研究及其他相关专业活动。[1]

2016 年 12 月,中国与柬埔寨在金边共同签署了《中柬卫生合作协议》和《中柬妇幼健康工程合作协议》,并见证双方医疗机构签署关于妇幼健康工程实施合作协议。随后,湖南省儿童医院正式启动实施中柬妇幼健康工程"儿科适宜技术走进柬埔寨王国"项目,中方还向柬方捐赠了医疗器械及医疗物资。[2]

(四)政府主导的其他妇幼健康经验传播活动

1. 中英全球卫生支持项目

中英全球卫生支持项目(Global Health Support Programme, GHSP)是中英两国政府共同开展的卫生发展合作项目,旨在建立中英卫生新型合作伙伴关系,加强双方在全球卫生领域的合作,提升中国参与全球卫生发展的能力,共同促进全球卫生状况改善。该项目于 2012—2018 年实施,总金额为 1 200 万英镑。

中英全球卫生支持项目中下设立了妇幼保健专题项目,该项目由复旦大学全球健康研究所与玛利斯特普国际组织合作执行,项目基于中国降低孕产妇死亡率的实践经验,通过在动员社区居民、医疗卫生机构提高女性对妇女生殖、母婴、儿童和青少年健康(RMNCH等方面服务的利用度;培训当地社区工作者调动、教育和推荐孕产妇到卫生机构进行生产以及为贫困家庭提供经济援助等措施;减少低收入国家孕产妇的死亡。

2. 国际学术交流

2017 年 8 月 18~20 日,中法妇幼健康创新合作论坛在京举行,

---

[1] http://www.nhc.gov.cn/gjhzs/s3582/201510/734b77bb0ba84db796055b769a2fa777.shtml

[2] http://www.nhc.gov.cn/gjhzs/ptpxw/201612/9c391f2b4d2d42fcb92d20244617ed57.shtml

中法双方代表就妇女、儿童医疗保健创新中的问题进行了广泛交流与探讨；双方就妇幼专科医院管理、儿童医疗保健创新、两孩政策所带来的新需求及应对等方面问题交流了观点并与企业代表进行了讨论。[1]

二、中国对外援助中的妇幼健康合作

21 世纪以来，全球妇幼健康大幅改善，各国在减少导致母婴死亡的常见病方面取得了长足的进步。[2]但当前，大部分发展中国家的妇幼健康状况与联合国可持续发展目标相比仍有相当大的差距，在改善妇幼健康服务的可及性和服务质量、减少可避免的母婴死亡方面仍有较大改善空间。在儿童健康方面，撒哈拉以南非洲和南亚的儿童死亡比例在逐年升高。5 岁以下儿童死亡案例中有五分之四发生在这些地区。在孕产妇健康方面，发展中国家和地区的孕产妇死亡率比发达国家和地区高出 14 倍。[3]

因此，妇幼健康成为中国对外援助的重要领域。1963 年，中国第一支援外医疗队驰援阿尔及利亚，就此拉开中国援外医疗的序幕，至今已走过近 60 个年头，中国对外医疗援助的模式也从单一的派遣医疗队，发展到包括卫生人力资源开发、人员培训、援建友好医院和传染病防治中心、捐赠药品和医疗器械等形式的多层次、多领域、全方位的合作模式。[4]

通过对外援助开展妇幼健康合作，亦是中国妇幼健康经验传播

---

[1] http://www.ihecc.org.cn/news.html?_=1503205173331

[2] http://www.gywx.org/article/538

[3] https://www.un.org/sustainabledevelopment/zh/health/

[4] 宋晓风，郭亚东.关于援非医疗模式的思考[J].人口与健康,2020,(12):41-44.

的重要途径。其中,传播主体以政府为主,以国内民间组织为重要补充,同时,国际多边合作也发挥着重要作用;传播对象覆盖了发展中国家的初级医疗保健机构、妇幼卫生官员及技术人员、当地民间组织,以及当地群众;根据传播对象不同,传播内容也有所侧重,主要包括技术干预、体系构建、健康教育、政策倡导等。

(一)政府开展的对外援助中的妇幼健康合作

1. 中国援外医疗队开展的妇幼专科建设与合作

援外医疗队是中国对外医疗援助的重要形式,妇产科、儿科是援外医疗队的重要组成部分。援外医疗队通过在受援国各医疗点面向当地妇女儿童开展诊疗工作,并以示教示范、专题讲座、技术培训和学术交流等方式培训当地妇幼健康服务机构的医务人员,传播中国妇幼健康成熟的技术和经验,并帮助受援国进行妇幼卫生专科建设,建立完善妇幼医疗卫生体系。

(1)援建埃塞俄比亚妇幼健康中心

2016 年,河南省人民医院与埃塞俄比亚"提露内丝 - 北京医院"签约,在该医院内建立妇幼健康中心,该项目是经国家批准的河南省人民医院与埃塞俄比亚受援医院的对口医院建设项目。2016—2019年,除硬件建设外,河南省人民医院每年免费派出妇幼卫生专家赴埃进行培训指导,为埃塞俄比亚构建了完善的妇幼健康管理体系,打造了一支"带不走的医疗队"。

(2)柬埔寨国家儿童医院新生儿专科建设项目

柬埔寨国家儿童医院是"发展中国家儿童健康协作联盟"的成员单位之一。2019 年,在国家卫生健康委的推动下,湖南省儿童医院充分发挥作为国家唯一儿科援外单位的平台优势,与柬埔寨国家儿童医院开展的为期三年的合作项目,帮助柬埔寨国家儿童医院建设了标准化的新生儿病房。①

2. 妇幼健康人力资源开发合作

援外卫生人力资源开发合作主要通过多边或双边渠道,传播先进的发展理念和医疗技术,以帮助其他发展中国家培养医疗卫生人才,促进医疗卫生事业发展。妇幼健康人力资源开发合作主要面向发展中国家的妇幼卫生官员及相关技术人员、相关专业来华留学生、当地妇幼健康服务机构等。例如,商务部组织的官员研修班、技术培训班,由援外医疗队及中国公共卫生专家赴非洲开展的"走出去"培训项目,教育部开展的留学生项目,以及其他援外青年志愿者、短期人员交流。② 此外还有由江苏太仓生殖健康保健中心、四川省卫生健康委国交中心承办的"发展中国家妇幼卫生促进官员研修班",由湖南省儿童医院承办的"儿科危重症救治和急症医疗技术培训班"等。

妇幼健康人力资源开发合作是中国政府在人口领域的南南合作活动之一,旨在传播中国妇幼保健方面的最佳实践和经验,增进人口与发展领域的国际合作,积极推动南南合作以实现千年发展目标、联合国可持续发展目标和国际人发大会行动纲领;促进非洲国家提高生殖健康和妇幼保健服务方面的政策制定、项目管理和技术服务能力。③ 妇幼健康人力资源开发合作项目的开展,传播了中国的服务模式和卫生体系改革发展的经验与理念,提高了相关国家卫生技术人员和卫生管理者的相关知识与技能。

---

① http://wjw.hunan.gov.cn/xxgk/gzdt/szdt/201911/t20191111_5494131.html
② 樊晓丹,王云屏,杨洪伟,等.卫生援外人力资源开发合作:现状、问题与策略[J].中国卫生政策研究,2017,10(8):68-75.
③ http://roll.sohu.com/20110530/n308882597.shtml

案例 3-1　非洲英语国家妇幼卫生促进官员研修班（江苏太仓）

中国生殖健康家庭保健培训中心（CTC）是人口与发展南南合作组织中国项目办事处，2005 年落户太仓，面向国内外开展人口与发展领域的培训和国际合作交流。

2011 年 5 月，由该中心和商务部国际商务官员研修学院联合举办的"非洲英语国家妇幼卫生促进官员研修班"在江苏太仓开班。来自埃塞俄比亚、博茨瓦纳、尼日利亚等 15 个非洲国家的 30 多名官员参加了为期 20 天的研讨和实地考察。

研修班包括两部分内容：一是交流研讨。围绕人口与发展领域的南南合作、千年发展目标中的妇幼卫生促进以及为实现千年发展目标提供产品保障、妇幼卫生促进管理和服务、青少年性与生殖健康及权利、公共卫生举措与妇幼卫生促进等内容，进行广泛而深入的研讨。二是参观考察。学员赴太仓、上海、北京三地参观考察，包括当地的妇幼保健机构；与当地政府官员就妇幼卫生促进方面进行深入地交换意见，了解当地妇幼卫生促进的经验、项目开展情况等。

研修期间，中方向参培学员介绍了中国在人口与发展、妇幼卫生领域的实践和经验，为促进非洲妇幼健康水平的提高提供了借鉴。同时，官员们与中方有关机构及工作人员结下了深厚的友谊，为后续的中非交流合作奠定了基础。

3. 商务部援外项目——"茉莉 - 丁香"项目暨中国（江苏）援桑给巴尔宫颈癌筛查项目[①]

2016 年 11 月，受江苏省卫生健康委委托，南京鼓楼医院专家组

---

① 根据课题专家研讨会会议内容整理

赴桑给巴尔启动为期 3 年的"中国 - 桑给巴尔妇产科住院医师和手术室护士培训项目"。在该项目开展过程中,南京鼓楼医院医务人员发现当地妇女的宫颈癌患病率很高,且多数患者未获得有效治疗。因此,南京鼓楼医院在江苏省卫生健康委的支持下,申请了关于在桑给巴尔开展宫颈癌筛查和防治研究项目。

案例 3-2　"茉莉 - 丁香"项目暨中国(江苏)援桑给巴尔宫颈癌筛查项目

2018 年 11 月,"茉莉 - 丁香"项目暨中国(江苏)桑给巴尔宫颈癌筛查项目正式启动,计划在桑给巴尔筛查 32 000 名妇女,分四年完成(2018—2021)。项目涉及的工作繁杂琐碎,从筛查启动前的当地人员培训、筛查点搭建,到项目正式启动后每日繁重的筛查及手术治疗工作,项目组均亲历亲为,并带教当地医务人员,留下了一支带不走的医疗队。

项目开展过程中遇到了诸多困难,尤其是筛查妇女人数不足。经分析,其原因在于:健康教育不足,妇女的健康知识匮乏;贫困妇女缺少往返医院的车费;多数家庭没有广播电视,无法获取相关信息;受文化习俗影响,当地妇女需得到丈夫许可方可进行筛查;宣传、沟通不充分,检测阴性的妇女未拿到筛查报告,导致群众对项目产生不信任;桑方自行增加了强制的 HIV 检测,导致很多妇女因为不愿意接受 HIV 检测而放弃宫颈癌筛查。

针对以上原因,项目组采取了一系列措施:取消强制性 HIV 检测;加强媒体宣传,普及宫颈癌健康知识,提高当地民众对项目的了解;完善筛查流程,树立口碑;深入基层,并利用当地宗教信仰开展宣传;等等。最终该问题得以解决。

截至 2019 年 12 月,该项目已完成三期,总计开展宫颈癌筛查 12 211 例、阴道镜下宫颈活检 1 571 例、阴道镜宫颈 LEEP 锥切 327 例、宫颈癌根治术 15 例。该项目传播了中国的宫颈癌筛查治疗技术,并结合实际情况,为桑给巴尔探索出了适合当地经济文化环境的宫颈癌筛查方案;培养了掌握宫颈癌筛查技术的医护人员,并在纳兹莫加医院建立了宫颈疾病筛查中心,使筛查工作可以持续开展。

(二)国内公益组织开展的对外妇幼健康合作

为落实中非公共卫生合作计划在改善妇幼健康方面的承诺,中国依托援外医疗队和援建医院,探索发展了更为综合、立体的妇幼健康示范项目,国内公益组织也积极参与其中。

妇幼健康项目传播内容包括:孕产妇及 5 岁以下儿童营养包的生产与供应;宫颈癌、乳腺癌等妇科疾病筛查与诊疗及其技术培训;支持妇幼健康服务机构的基础设施建设及必需医疗仪器设备的配备;基层免疫接种冷链的建设与维护;建立妇幼健康信息系统;建设儿科远程医学中心;建设重点儿科学科;建设医学院校儿科系等领域。受援国可根据实际需要和自身能力,自主选择适宜的项目内容。中国扶贫基金会作为国内影响力较大的公益组织,积极参与了该项目。

案例 3-3 中国扶贫基金会援建苏丹妇幼保健系统示范项目

南苏丹是联合国宣布的世界最不发达国家之一。由于缺少医疗设施、医护人员和完善的产前产后筛查与保健体系,该国是世界上孕产妇死亡率最高的国家之一。中国扶贫基金会(China Foundation of Poverty Alleviation,CFPA)是中国颇具影响力的公益组织之一,并在实施国内母婴平安项目中积累了丰富的经验。中国扶贫基金会与苏丹民间慈善组织比尔特瓦苏(BTO)合作开展了援建苏丹妇幼保健系统示范项目。

2010年1月,中国扶贫基金会与比尔特瓦苏组织(BTO)签署了《援建苏丹妇幼保健系统示范项目》协议书。2010年4月,双方在中国联合举办"苏丹民间组织扶贫能力建设培训班"。2010年11月,中国石油(尼罗河)公司捐资与中国扶贫基金会合作,启动《援建苏丹妇幼保健系统示范项目》第一期苏中阿布欧舍友谊医院的援建。2011年6月,中国扶贫基金会援建苏丹的首家母婴医院——苏中阿布欧舍友谊医院竣工揭牌。

该示范项目是中国扶贫基金会国际化探索的典型案例,作为中国公益组织首次参与的对外援助项目,具有自身的特色:

1. 关注项目可持续性

中国G2G模式下的成套项目建设,常被称为"交钥匙工程",即专注于项目的建设过程,对项目的后续运营状况缺乏关注。相比之下,民间组织主导项目的关注点更明确,更注重项目本身的有效性和持续性。

中国扶贫基金会与比尔特瓦苏组织(BTO)和杰吉拉州卫生厅签订三方协议,成立多方利益相关者董事会,对医院的后期运营持续进行联合管理。在苏中阿布欧舍友谊医院良好运营的基础上,中国扶贫基金会结合母婴平安项目在中国国内实施项目10余年积累下来的经验,以苏中阿布欧舍友谊医院为依托,在苏丹建立妇幼保健网络示范区,在扩大医疗服务范围,改善农村地区的医疗服务水平,降低孕产妇和婴儿死亡率等方面为苏丹提供了可借鉴的经验。后续又在阿布欧舍地区开展了母婴保健网络项目,引进基金会母婴项目的管理流程和经验,项目活动包括派遣医疗志愿者、建立孕产妇档案、建立高危孕妇信息分析和干预机制、收集母婴信息进行动态管理、捐赠助产服务包和助产士培训、组织孕妇学校等。①

2. 开创多方合作的国际援助模式

作为第一家进入苏丹的中国公益组织,中国扶贫基金会通过苏中阿布欧舍友谊医院项目开创了援建项目的新模式,即改变 G2G 的单项援助模式,加强与受援国政府、企业的合作,以及与援助国的政府和民间组织的合作,并对援建项目进行后续监管。

从国内方面来说,基金会整合了政府、企业和民间组织三方力量。在医院建设的前后,基金会得到了中国驻苏丹大使馆的全力支持,选择阿布欧舍医院作为援建医院也是因为阿布欧舍医院是中国援苏医疗队的医疗点。援建医院有效改善了中国援苏医疗队的工作环境;援苏医疗队的进入也有效缓解了当地专业医护力量的不足,中国医生的医术赢得了当地民众的信任,就诊人数不断增加。同时,基金会援建资金主要来自中国石油集团公司,中资海外企业实施海外公益项目实现了企业社会效益的最大化。

从国际方面来说,中国扶贫基金会改变了官方 G2G 的单轨援助模式,建立了"民间对民间""民间对政府"的双轨模式。在医院援助过程和医院后续管理过程中,基金会一直与苏丹当地民间组织比尔特瓦苏组织(BTO)合作;而阿布欧舍医院属于公立医院,一直在苏丹卫生体系内运行,基金会通过与苏丹杰吉拉州卫生厅签订合作协议,对医院的后续运营进行了有效监管。

3. 体现了公益组织在中国妇幼健康经验传播方面的独特优势

几十年来,中国公益组织为国内经济社会的发展作出了重要贡献,在特定领域积累了宝贵的经验,与政府在妇幼健康经验传播过程

---

① http://www.charhar.org.cn/newsinfo.aspx?newsid=10328

中形成了互补。公益组织因其非官方的色彩和专业性，能够帮助设计完善援助政策，加强与受援国各阶层，尤其是基层民众的相互了解和信任，有助于为"一带一路"建设筑牢民心相通的社会根基，有助于提高中国的软实力。

通过本项目的实施，中国扶贫基金会受到南苏丹、尼泊尔、缅甸等受援国群众的广泛欢迎，在多地设立海外办公室，其国际化探索进入全新阶段，也为国内其他公益组织国际化提供了参考。

（三）妇幼健康对外援助中的多边合作项目

多年来，中国妇幼健康工作成绩显著，孕产妇死亡率、婴儿死亡率、5 岁以下儿童死亡率等核心指标均提前实现联合国千年发展目标，分享中国的妇幼健康实践经验也为国际社会所期待。由中英两国政府合作开展的中英全球卫生支持项目（GHSP）下的"GHSP-CS-OP4-V01"妇幼健康专题项目是中国在妇幼健康领域开展多边合作的范例，应用了中国实践经验来改善亚非低收入国家妇幼健康干预试点项目。

案例 3-4　中英全球卫生支持项目
——妇幼健康干预项目

该项目由复旦大学与玛利斯特普国际组织合作执行，在分析传播对象需求的基础上，将中国的循证支持的实践经验应用于试点地区（埃塞俄比亚、缅甸），并因地制宜调整为适宜试点地区的本土化健康干预措施，以促进当地妇幼保健服务的社会认知、可及性和服务质量。

项目组通过文献及现况研究，了解试点地区的医疗卫生体系的现状及问题、人群健康状况；开展了基线调查，了解调查对象的基本情况、孕产期保健服务利用、产后保健服务利用、避孕节育服务利用和生殖健康知识等;同时对地理、经济、文化等可能的影响因素进行了分析,在此基础上制定了项目方案。

中国在将国际妇幼健康经验本土化方面有丰富的经验,在梳理中国相关实践的基础上,将中国成功的实施策略归纳为:链接服务需方、支持方和供方的三环模式;家庭、社区支持者和卫生系统共同努力,促进住院分娩。该项目将中国的策略进行本土化完善,并应用于试点地区。一是动员多方力量,如家庭与社区、当地社区健康促进人员和保健人员、当地卫生系统等,进行动员、家访和护送住院分娩;二是采取多种方式传播孕产期与儿童保健知识,例如:研制"埃塞儿童保健毛毯""埃塞妇幼健康日历""埃塞孕产期危险征兆海报"以及"埃塞产后访视保健清单"等妇幼保健干预工具;三是为试点地区初级卫生服务机构配备必需的医疗设备和物品;四是借助当地玛丽斯特普组织的力量,改善医疗服务条件、增加服务供给、对基层卫生人员进行培训与督导等。试点项目提高了试点地区妇女儿童对妇幼健康服务的利用,促进了官方 RMNCH 活动的落实。

三、产业合作中的妇幼健康合作:
复星医药走出去

"一带一路"卫生合作倡议的推进,也伴随着与沿线国家的经济合作与往来,如医疗医药市场的开放。中国在与沿线国家的医疗卫生产业的深度合作中,也积极推动国内医药企业走出去。

《国家卫生计生委关于推进"一带一路"卫生交流合作三年实施方案(2015—2017)》明确提出,要将健康产业发展作为重点合作领域,发挥政府的宏观调控和引导作用,鼓励有条件的地区发展医疗旅游和养生保健服务,推动医疗服务与周边国家医疗保险的有效衔接,与周边国家建立跨境远程医疗服务网络,实现优质医疗资源共享。努力推动我国药品和医疗器械产品"走出去",加大对产品的宣传推介,扶持有实力的医药企业境外投资设厂,鼓励在双边协商的基础上减少贸易壁垒,创新贸易和投资方式,推动健康产业发展。[1] 目前,在妇幼健康国际产业合作中的成功案例是复星药业推进中国医药产业国际化。

2006 年 11 月,时任国家主席胡锦涛在中非合作论坛北京峰会上宣布,中国政府将在接下来 3 年援助非洲国家设立 30 个疟疾防治中心,并提供价值 3 亿元人民币的青蒿素类特效抗疟药品。[2]

中国在防治疟疾方面积累了许多成功经验,中国所研制的青蒿素被世界各国公认为治疗疟疾最有效的药物之一。复星医药在抗疟疾领域,因其拥有自主知识产权的拳头产品——注射用青蒿琥酯而享誉全球。在此背景下,复星医药积极参与国际妇幼健康领域产业合作。

(一) 依托对外援助项目——"中坦疟疾防控合作项目"

"中坦疟疾防控合作项目"是在"中英坦疟疾防控试点项目"基础上进行的,旨在进一步验证和推广试点项目成果,探讨与坦桑尼亚"国家疟疾控制项目"有效整合的工作机制。[3] 项目由盖茨基金会资助,由中国疾控中心寄生虫病所与坦桑尼亚国家疟疾控制规划署、坦桑尼亚伊法卡拉卫生研究所等共同开展。复星医药作为合作伙伴之

---

[1] http://www.nhc.gov.cn/wjw/ghjh/201510/ce634f7fed834992849e9611099bd7cc.shtml

[2] http://www.gov.cn/govweb/ztzl/zflt/content_432760.htm

[3] http://www.chinacdc.cn/gwswxx/ghc/201907/t20190729_204357.html

一，向项目捐赠口服青蒿素制剂，并与坦桑尼亚政府紧密合作，为该国人民提供更新更价廉的抗疟疾药。

（二）关注儿童用药创新，通过 WHO PQ 认证

2010 年，复兴医药的创新药"注射用青蒿琥酯"通过 WHO PQ 认证，此后近十年中，复星医药一共向国际市场供应了超过一亿支注射用青蒿琥酯，帮助全球超过 2 000 万重症疟疾患者重获健康，其中大部分是 5 岁以下的非洲儿童。[1]

2018 年，复星医药研发的儿童疟疾预防用药 SPAQ-CO Dispersible 通过世界卫生组织预认证。目前，SPAQ-CO Dispersible 覆盖非洲撒哈拉以南萨赫勒地区 9 个国家 2 000 万余名 5 岁以下儿童，为近年来该地区儿童疟疾发病率的降低作出贡献。

针对 5 岁以下儿童特别易患疟疾的情况，复星医药积极配合世界卫生组织（WHO）在非洲季节性疟疾高发地区开展"季节性疟疾化学药物预防疗法项目（SMC）"。

2015—2018 年，复星医药连续三年实施"非洲儿童疟疾防治科普项目"，提升非洲民众防范意识，帮助改善当地的社区公共卫生环境。

四、中国妇幼健康经验传播的优势、挑战与启示

（一）中国妇幼健康经验传播的优势

多年来，中国通过参与全球卫生治理、开展对外援助、推进产业

---

[1] https://baijiahao.baidu.com/s?id=1598715916531699835&wfr=spider&for=pc

合作,已经在妇幼健康经验传播领域奠定了扎实的工作基础。例如,通过联合国人口基金会的合作平台,在人口与发展、性与生殖健康、母婴保健、领导能力建设等一系列议题上促进与其他发展中国家的南南合作;通过区域医疗卫生合作,帮助解决区域内国家的最紧迫的卫生发展问题,推动发展中国家加快实现可持续发展目标;同时支持了中国企业"走出去",在他国开展药品本地化生产。这些工作不仅传播了中国妇幼健康适宜技术和有效经验,也提高了中国在国际妇幼健康领域的影响力,同时也是进一步开展妇幼健康经验传播的优势。(表3-1)

表 3-1 中国妇幼健康经验传播工作基础

途径	形式/平台	具体行动	效果
双边、多边合作	对外卫生援助	援外医疗队	1. 提高了国际影响力 2. 传播了中国妇幼健康的适宜技术和经验 3. 推动发展中国家加快实现可持续发展目标(SDGs) 4. 通过联合国人口基金会的合作平台,在人口与发展、性与生殖健康、母婴保健、领导能力建设等一系列议题上促进了与其他发展中国家的南南合作 5. 通过区域医疗卫生合作,帮助解决区域内国家的最紧迫的卫生发展问题,推动实现可持续发展目标 6. 支持了中国企业走出去,在他国开展药品本地化生产
		援建医疗机构和设施	
		捐赠设备药品	
		卫生人力资源开发合作	
		紧急人道主义援助	
	产业合作	中国医药企业"走出去"	
国际组织合作	世界卫生组织	提出"获得基本药物"决议	
		"从初级卫生保健迈向全民健康覆盖和可持续发展目标"主题边会	
		建立合作中心,开展妇幼健康经验传播交流活动	
	联合国儿童基金会	"将中国改善儿童和孕产妇营养的经验向发展中国家传播项目"	

途径	形式/平台	具体行动	效果
国际组织合作	联合国儿童基金会	在南南合作框架下开展援助、培训交流活动	
	联合国人口基金	建立中国生殖健康技术指导培训中心、中国生殖健康家庭保健培训中心等	
	联合国开发计划署	合作实施了多期"国别方案"及"合作框架"	
区域合作机制	中非合作卫生部长论坛	《中非部长级卫生合作发展会议北京宣言》	
		《第二届中非部长级卫生合作发展会议开普敦宣言》	
		中非妇幼健康合作,携手助力母婴安全主题论坛	
	中国-东盟卫生合作	《中国-东盟卫生合作与发展南宁宣言》	
	金砖国家卫生部长论坛	《天津公报》承诺支持和开展广泛的全球卫生合作项目等	

(二)中国妇幼健康经验传播的挑战

中国参与全球卫生治理是在政府主导的外交策略下进行的,参与方式主要是以政府作为单一主体,参与合作论坛、开展对话等,传播主体相对单一。相对于以政府为主体的传播活动,以公益组织等为主体的传播活动具有较淡的政治色彩,且更容易被接受,更易于实现"民心相通",可以成为政府传播的有效补充。但目前,中国只有少数公益组织、医药企业等走出国门、开展国际合作,而且力量依然较为薄弱,难以在全球卫生治理中发挥更大的作用。

在传播对象方面,当前中国妇幼健康经验传播的对象仍以非洲国家为主,中国周边国家如泰国、缅甸、柬埔寨等东南亚国家布局较少。而周边国家在中国的国际交流合作与外交关系中无疑扮演着十分重要的角色,随着"一带一路"卫生合作的推进,逐步扩大传播对象范围、重视与周边国家的妇幼健康合作显得越来越重要。

在传播内容方面,由于中国妇幼健康经验传播尚处于探索阶段,传播活动在缺少宏观的规划统筹,部分传播活动目的不够明确,内容缺乏针对性和深度,传播效果并不理想,如许多中国对非的医疗援助多以短期派出项目的形式开展,如光明行、微笑行、爱心行等,难以长期延续;同时忽略了对传播效果和传播质量的持续评估与监测,不利于总结经验、改进传播活动、提高传播能力。

在传播的客观条件方面,传播过程势必要在复杂的国际环境中进行,并伴随着不同制度、文化的碰撞。瞬息变换的国际环境,不同国家间迥异的政治制度、宗教文化、民族习俗等,都给传播策略的设计、传播活动的推进带来了阻碍。例如,非洲各国长期作为西方殖民地,基本沿用了西方的医疗卫生体系,部分非洲留学生在中国取得的医师执业资格在其本国不具法律效力;同时,中国专家对非洲当地医务人员进行培训后也无法授予有效力的资格证书。

此外,在推动中国医药企业走出去方面,各国法律、医药体系的差异导致中国医药、医疗器械等面临"国际认证"和"当地推广"的双重难题。(表3-2)

表 3-2　中国妇幼健康经验传播要素总结

传播主体	传播内容	传播方式
中国政府（主导方）	适宜技术和经验	援外医疗队
		人才交流合作
		妇幼健康示范项目
中国非政府组织	适宜技术和经验	国际多边合作
中国医药企业	医药产品	医药产业合作

（三）对中国妇幼健康经验传播的启示

1. 结合中国卫生外交政策，建立长效机制，总体统筹规划妇幼健康传播活动

中国妇幼健康经验传播需要与中国外交政策一脉相承的卫生外交政策作为指导，与新时期"一带一路"国家命运共同体的外交战略相结合，进行总体统筹规划，建立起长效合作与评价机制，使传播活动更具系统性、有效性、延续性，并逐步向纵深发展。建立覆盖传播活动全过程的长效机制，重点关注传播的效果最终与反馈，并及时调整完善传播策略和方案，以期实现最佳的传播效果。

2. 基于"一带一路"沿线国家的文化和需求，有针对性地开展妇幼健康经验传播

"一带一路"沿线国家的发展水平不同，卫生系统架构各异，社会制度、风俗文化、伦理法规各有其独特性，开展妇幼经验传播活动，实施卫生发展合作项目，必须考虑各国主要妇幼健康问题以及主要合作需求，有针对性地确定面向不同国家和人群的传播方案，并且准确把握双方共赢点，使中国与"一带一路"国家在传播过程中实现共同获益。

3. 鼓励国内更多组织参与妇幼健康经验传播，不断提升国际交流与合作的能力

以非政府组织为代表的非国家中心治理是全球治理体系的重要

组成部分①,是促进国际合作与发展的重要参与者。非政府组织在处理信息、调动资源等方面更加灵活机动,更具创新意识与动力,在促进国家间的交流、合作、互信方面发挥着不可替代的作用。②目前中国国内的非政府组织数量相对较少,可鼓励更多公益组织、民间组织、机构或企业积极参与妇幼健康传播,并不断提高自身参与国际交流与合作的能力。

4. 推动妇幼健康相关产品"走出去",促进妇幼健康产业发展

维护我国的发展利益,始终是我国外交政策的基本目标之一,推动民族产业发展,带动民族产业走出国门、走向世界,促进产品出口、产业国际合作,也是中国妇幼健康经验传播的重要使命。因此,在妇幼健康经验传播中,可将推动妇幼健康产业发展作为"一带一路"国家重点合作领域,促进我国妇幼健康相关药品和医疗器械等产品"走出去"。

① 星野昭吉.全球政治学[M].北京:新华出版社,2000.
② 李鹤.论非政府组织在全球治理中的积极作用[D].外交学院,2014.

04

第四章
中国妇幼健康经验传播策略建议

一、全球卫生治理下的中国妇幼健康经验传播

从国内外在全球卫生治理和妇幼健康传播方面的经验和策略分析可见,健康领域的国际传播是在国家整体外交战略基础上,参与全球治理工作的一部分,卫生外交是大国外交的重要组成部分。因此,中国妇幼健康经验的传播,应基于中国的外交战略,积极参与全球治理与落实"一带一路"倡议、构建人类命运共同体理念,是相互联系、彼此促进、有机统一的历史过程。

(一)基于全球卫生治理框架下的中国妇幼健康经验传播框架

在全球卫生治理框架下推进国家卫生健康经验的传播,国家外交、政府承诺、平台搭建、网络建立和行动计划等是实施中的重要环

节。OECD 国家在传播各国卫生领域经验的过程中,均制定了各国的全球卫生战略,并在此基础上确定卫生战略的重点,妇女和儿童健康作为低政治化的议题,已成为各国卫生外交的重要内容。在这一政治基础上,各国政府围绕本国卫生健康发展经验和对外援助项目,积极推动某一层面的政治承诺的落实,在国家元首参加的高峰会议上达成统一共识并发起政治承诺,同时搭建推进这一政治承诺的国际和国内平台,充分利用国际国内非政府组织和国内相关政府部门,或者推动建立多部门和多组织的公私合作伙伴关系,推进相关策略措施的落实。

从中国外交战略和卫生外交实践来看,国家外交战略是卫生国际交流合作的基础。当前"一带一路"建设越是成果显著,中国卫生健康参与并在某些领域引领全球卫生治理,就越有底气,越有吸引力、感召力和凝聚力,从而有利于实现或接近实现构建人类命运共同体的神圣目标。在传播中国妇幼健康经验的目标中,需紧紧围绕我国外交战略,践行新时期"一带一路"国家命运共同体的外交战略,以"妇幼健康"这一低政治化的主题切入,要以人类卫生健康共同体理念为话语核心,展现负责任的大国形象,讲好中国的妇幼健康故事,同时也要尊重各国各民族,讲好合作故事,为建设"一带一路"国家卫生健康命运共同体贡献妇幼的力量。

1. 建立国家倡导机制,推进"一带一路"国家的多边政治承诺

在"一带一路"合作框架内,以国家领导人名义,在国际首脑会议或高峰论坛中,借助联合国会议、G20、APEC、中非、东盟等区域组织平台或多国参加的国际会议等契机,发起"全球妇幼健康共同体"的倡议,把妇女儿童优先作为全球发展的共识,积极推动"面向未来的妇幼健康优先发展"的全球卫生战略共识,并形成"妇幼健康优先发展"的国家承诺。在"全球妇幼健康命运共同体"的主题下,建立广泛的、多边参与的全球妇幼健康合作机制。

2. 明确"全球妇女儿童健康共同体"倡议内涵，提出具体行动策略

在"一带一路"人类命运共同体的基础上，围绕国家外交和卫生外交战略，基于妇女和儿童的健康发展，提出创建"全球妇女儿童健康共同体"的倡议。其内涵主要是，把妇女儿童健康发展放到社会发展的优先领域，支持各国选择符合本国实际的妇幼发展战略，实现妇女儿童健康的公平、普惠和高质量发展。在此基础上，给各国共同研讨商定，形成具体行动策略和配套支持等具体工作细节。

3. 搭建卫生治理平台，形成多边合作框架

在形成"全球妇女儿童健康共同体"倡导的基础上，由中国政府主导，在"一带一路"合作框架下，搭建实施妇幼健康全球倡导的合作平台。利用现有的，或新建的多边平台和网络，充分发挥民间组织和医药产业的力量，侧重于"一带一路"国家妇幼健康经验的分享和交流合作。基于全球治理多边合作的规则，明确多方参与的机制和权利义务，明确具体项目的筹资和工作部署，形成妇幼健康全球治理的多边合作框架。

4. 构建全球行动网络，发动国内和国际资源推动战略实施

在"全球妇女儿童健康共同体"的理念倡导和治理平台基础上，充分发挥不同部门和组织的作用，建设全球妇幼健康的行动网络和技术支持机构。以各国卫生行政部门为主体，建立专门的传播交流机构或专项，吸纳国际非政府组织或培育国内非政府组织，积极发挥高等院校、科研机构、医疗机构、学术团体等作用，广泛建立公私合作伙伴关系，实现妇幼健康事业发展与产业的联动。

5. 结合各国健康状况和合作需求，开展一国一策的健康经验传播和交流

基于对"一带一路"重点国家的国情分析和中国妇幼健康发展有效经验的总结，选择重点国家，结合其妇幼健康发展现状及需求，双方共同讨论"妇女儿童健康共同体"的构建思路，在发展模式、管

理策略和技术等方面明确具体细节,开展广泛交流和传播,与"一带一路"重点国家一起解决当前存在的主要问题,探讨妇幼健康共同发展的思路与模式。(图 4-1)

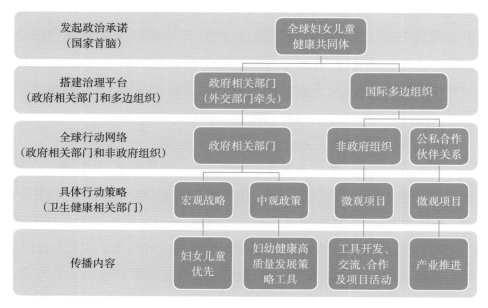

图 4-1　妇幼健康经验传播框架

(二)5W 传播策略下中国妇幼健康经验传播要素分析

1. 传播者——控制分析:政府是"一带一路"框架下中国妇幼经验的传播者

在"一带一路"框架下开展的中国妇幼健康经验对外传播工作,其核心目的是在全球语境下参与卫生治理,贡献中国妇幼健康智慧和有益经验,用全球都能接受的"话语"讲好中国妇幼健康故事。做好经验的国际传播,就需要中国政府作为传播主体,充分做好顶层设计和原则把握,发挥"把关人""决策者"的作用,明确对外传播的主体责任及需要规避风险的禁区,使传播活动在官方指导下合理、有序地进行开展。中国政府作为传播主体,承担的主体责任涵盖政治责任、领导责任、文化责任三个层面。传播内容的选择和传播平台的搭建，都以多元参与的方式，以明确责任为前提开始实施。

在政治责任方面，要始终坚持正确的舆论导向。明确围绕"全球妇女儿童健康共同体"的倡议目标和行动策略，尊重重点国家的合作需求和当地实际，探索双方均可接受的适宜传播内容，传播和分享中国妇幼健康工作经验，充分展示中国近年来在提升妇幼健康水平、加强妇幼健康工作方面取得的成效。

在领导责任方面，作为"一带一路"倡议的倡导国，体现中国的大国担当，展示中国在卫生健康事业国际交流与对外合作方面的开放性与包容性。作为"全球妇女儿童健康共同体"倡议的发起国，在行动倡议、工作策略、技术支持和筹资保障等方面充分发挥作用，保障"倡议"的顺利实施。

在文化责任方面，妇女儿童作为全球各国政府、无政府组织和社会公益团体关注的重点人群，其生命健康是最具文化包容性和全球普适性的话题之一。以妇女儿童健康工作的成果与经验作为切入点，既充分体现了我国敬畏生命、大爱无疆，对于妇幼健康事业一以贯之的人文关怀，同时也符合"一带一路"倡议在卫生健康领域开展深入交流的美好愿景。

2. 传播内容分析：妇幼健康经验涵盖的不同层面

传播内容是传播活动的中心，传播内容具有综合性、公开性、开放性和大众性的特点。传统西方知识体系中以"宣传"为目的传播活动带有强烈的主观色彩和引导倾向。对于中国，特别是充满人文关怀的妇幼健康议题，传播活动在回溯自身发展历程的同时，应当更多思考合作前景，探索未来共同的努力目标和发展方向。既要本着开放、包容的态度全面、公开地反映中国近年来妇幼卫生健康工作取得的成效，也要根据不同文化背景、经济水平国家的实际诉求对现有的经验材料进行梳理，从而满足不同层次群体的需求。

从开展国际传播活动的角度分析,中国的妇幼健康经验涵盖以下几个层面:

(1) 传播中国妇幼健康发展道路和顶层设计,并充分体现近年来妇幼健康国际合作和交流的成效

新中国成立以来,我国妇幼健康事业面貌焕然一新,妇女儿童健康水平不断提高。这与中国政府持之以恒对妇女儿童健康问题的关注密不可分。中国先后制定 1995—2000 年、2001—2010 年、2011—2020 年《中国妇女儿童发展纲要》,把妇女和儿童健康纳入国民经济和社会发展规划,作为优先发展的领域之一。2016 年,中共中央、国务院印发《"健康中国 2030" 规划纲要》。作为推进健康中国建设,提高人民健康水平的行动纲领,《"健康中国 2030" 规划纲要》明确将妇女儿童与老年人、残疾人、流动人口、低收入人群等作为重点人群予以关注,要求通过坚持共建共享、全民健康,坚持政府主导,动员全社会参与的工作机制改善重点人群健康问题。推进健康中国建设,也是中国参与全球健康之旅,履行 2030 年可持续发展议程国际承诺的重大举措。在国际交流中,面对当前大部分发展中国家的妇幼健康状况与联合国可持续发展目标相比差距较大的现状,中国逐步将妇幼卫生健康作为对外援助的重要领域,通过技术干预、体系构建、健康教育、政策倡导等手段和方式,切实提高了发展中国家的初级医疗保健机构的服务能力、妇幼卫生官员及技术人员的业务管理能力,以及当地群众的健康获得感。通过主动地发起、参与高级别的国际合作,充分积累积累有益经验,深入参与了全球卫生治理中的妇幼议题,从而积累了更具价值的全球卫生治理经验。

(2) 中国妇幼健康发展的重要策略和关键技术

新中国成立以来,中国在妇女儿童领域取得了显著的成就,孕产妇死亡率和婴儿死亡率快速下降,若干妇幼核心指标持续改善。中国妇幼健康服务水平实现从"保生存"到"促发展"的跃升,充分反

映出中国妇幼健康服务水平的提升和妇幼保障力度的加强。《柳叶刀中国女性生殖、孕产妇、新生儿、儿童和青少年健康特邀重大报告》中总结了中国妇幼健康蓬勃发展的决定性要素:一是保障妇女儿童健康权益的强烈的政治意愿;二是完善的分层分级妇幼保健服务确保了持续深入贯彻政策标准;三是建立若干全国妇幼卫生信息系统为政策制定和评估提供循证依据;四是持续深化医药卫生体制改革提升基本医疗服务均等化;五是政府层面启动国家基本公共卫生服务项目保障妇幼健康服务可及性和公平性;六是脱贫攻坚进一步为贫困地区妇女儿童健康权益提供保障。这些经验为"一带一路"沿线国家提升妇女儿童健康水平,乃至提升当地卫生健康治理能力,实现高质量的全民健康覆盖有重要的参考价值。[①]

(3) 妇幼健康发展的关键技术与重要案例

中国在妇幼健康发展过程中,政策框架与能力提升并重,技术进步与体系建设并重,全面发展与典型引领并存。在保障妇女儿童健康中加大科技进步和技术创新,推广普及妇幼卫生适宜技术,是中国在探索妇幼健康发展的过程中取得的具有可行性、推广价值的成果;全国妇幼健康服务机构和卫生工作者队伍中也涌现出大量最佳案例和典型事迹,包括文学影视作品等,都反映了中国妇幼健康专业工作者敬业精神和文化。

3. 传播对象——受众分析

传播活动的受众是主动的信息接收者和传播活动的反馈源,同时也有极大可能对信息进行再加工,成为信息的二次传播者。对受众问题的研究分析,要围绕受众的特点、受众的行为动机、受众的价值及其社会意义这几个方面入手展开。

"一带一路"框架下的妇幼健康经验传播,受众的广义主体就是

①　https://www.thecancet.com/commissions/RMNCAH_in-china.

"一带一路"沿线国家。按照参与层次和实际需求的实际差异,传播受众可以被分为社会民众、专业人士和政府决策者三个类型。针对不同受众开展传播活动,需要明确处于不同社会地位、不同层次的受众对传播活动的需求。社会民众是需要实际改善卫生健康服务获得感的妇女儿童群体,对传播活动的诉求主要集中在通过医疗服务解决个人健康问题、提升生存指标,通过健康科普填补知识空白的层面。专业人士指从事卫生健康相关工作的专家学者、媒体、组织社团、学协会等。这一群体需要通过建立合作网络和专业平台,开展有针对性、学术性的对话交流服务于本国的妇幼健康水平提升。政府决策者包括国家从事顶层设计的政府和社会管理层。政府决策者对于传播活动的需求有很强的目的性和实效性,针对特定问题开展高层次交流,共同探讨合作与发展机制,深度参与全球卫生治理。

在实际的传播活动中,"一带一路"沿线的不同国家存在严格民族文化传统和宗教信仰要求,经济发展水平也有较大差异,受中国文化影响的程度和对中国政府理念的接纳度不同,普通民众对于中国政府传播活动的接纳度更加难以衡量。因此,开展中国妇幼健康经验的国际传播,其主要的传播和影响对象仍然集中在"一带一路"沿线国家的政府决策者,以及从事妇幼健康工作的专业人士。结合不同国家与中国政府合作的基础和影响程度,对有较深交流基础,易于被影响的国家,传播工作可以辐射从医疗援助、技术服务和能力提升,到政策管理的多个层面,形成目标一致的发展战略。对于国际层面交流较少的国家,对于中国政府影响力较难触及的国家,传播活动应当先从更为宏观的治理理念、政策策略入手,重点展示中国作为"一带一路"发起国和妇幼健康工作取得高成效的发展中国家的大国担当和使命。(图 4-2)

4. 传播方式——媒介分析:中国妇幼经验国际传播的传播媒介
传播媒介是传播行为得以实现的物质手段。根据不同的目的和

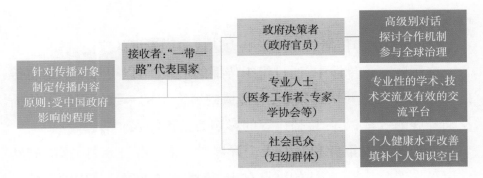

图 4-2 重点国家传播分析策略

标准,对传播媒介最常见的分类方法是根据信息传播的对象和范围,将其分为人际传播、组织传播和大众传播等传播形式。在全球化时代多种媒介共同使用的前提下,需要针对不同传播对象不同层次的传播需求,选择最适合相应传播内容的媒介,确保开展有效的传播活动。

(1) 利用大众传播媒介的多种形式覆盖多层次的传播内容

大众传播的媒介包括书籍、报纸期刊一类的传统媒体,广播、电视代表的新媒体,以及互联网信息时代的新新媒体、融媒体等多种方式。多样性的特点使得大众传播媒介可以满足不同层面的传播需求。

大众媒介的传播形式可以全面覆盖中国妇幼健康经验多层次的传播内容。既可以保证高效、及时地搭建信息共享的平台,介绍中国卫生健康事业发展的最新进展,参与全球卫生治理的重要活动,通过官方途径旗帜鲜明、简明扼要地表达中国态度,发出中国声音,也可以打破时间、空间产生的壁垒,使用文字、视频、网络等多种途径开展国际间专业的交流合作。同时,作为实际载体,开发满足国际操作标准的妇幼健康服务工具包,代表中国妇幼健康工作水平的专业性指导标准,中国妇幼健康具有代表性的案例汇编等形式可以切实用于改善"一带一路"沿线国家妇女儿童的生存质量和健康水平。从文化输出的层面,轻松、大众化且体现人文关怀的科普读物、音视频作品等可以作为最容易社会民众接受的健康科普方式,用于健康观念的改善。

（2）利用组织传播的专业影响力达成协同发展的广泛共识

在国际交流传播中，通过组织传播的形式，可以更加准确地将传播对象精准定位并快速集合，对传播内容需求的一致性保障了传播活动开展的效率，实际传播内容的影响力会更深入。

针对政策决策者和专业人士开展"一带一路"沿线国家的妇幼健康工作经验传播，关注的重点在于，传播活动不仅仅是中国宣传卫生健康工作、妇女儿童工作成效的一种手段，更是通过传播活动探索发展合作机遇，提升国际影响力的必要途径。利用组织传播的形式将传播活动规范化、体系化，使关注全球卫生治理、卫生健康、妇女儿童等全球议题的专业人士在统一平台开展专业的交流对话，可以提升传播活动的客观性、针对性、专业性和有效性。有效地利用 NGO、民间组织、专业媒体等，可以精准地将发展理念和信息传递至受众对象。组织传播还可以有秩序、有计划地建立跨领域的伙伴关系，有助于将发展合作与更多领域政策（例如环境、安全等）联系起来，促进社会各方对妇女儿童健康权益的理解和共识。

（3）利用人际传播的行动影响实现深度互动

人际传播指个人与个人之间信息交流，也是由两个个体系统相互连接组成新的信息传播系统。人际传播的形式既可以是面对面地直接传播，也可以通过媒体作为中介或辅助。人际传播的特点是可以通过表情、动作语言等形式强化、补充、修正语言的不足。

针对"一带一路"沿线国家开展的卫生援助和健康传播典型案例，成功的一个关键因素就在于人际传播活动的实施。针对妇女儿童这一全球关注的、人文情感色彩浓厚的议题，选取一批能够代表中国卫生健康管理能力和高质量医疗水平的典型人物、团队参与传播活动和援助项目，在相关国家实地开展教学和医疗服务。在切实降低当地孕产妇死亡率、妇女儿童特殊疾病患病率，提升妇女儿童健康水平的同时,结合当地的民族特点和文化习俗制订工作预案,在尊重当地文化的前提下改善民众的生活习惯,从而实现以观念改变带动行为改变,提升中国经验在当地的影响力。

5. 传播效果分析:通过期望效果确定项目产出

对传播效果的研究是指传播者发出的信息经媒介传至受众而引起受众思想观念、行为方式等的变化。对于实际实施的妇幼健康传播策略效果进行评价,可以参考健康传播"知、信、行"模式,将中国妇幼卫生健康经验在"一带一路"沿线国家的知晓范围、信任认可程度以及对当地妇幼卫生健康工作行为的直接影响作为指标对传播效果进行评价。

在实际对于当地妇幼健康工作能力的提升层面,由于更多由当地政府进行主导,需要充分考虑实际项目的开展范围和中方的参与程度。从中国政府角度,在进行妇幼健康经验传播的国际输出的同时,对象国家对于中国传播行为和传播活动的反馈可以使作为传播主体的中国政府不断优化传播行为,从而更深层次地思考,传受双方的需求,形成更具可行性、持续性和国际参考意义的传播模式作为中国妇幼经验在更广阔国际范围内传播的有力依据,为中国更加深入地参与全球卫生治理提供理论和实践支持。

回顾中国以往在参与全球卫生治理、开展对外援助工作中秉持的"多做少说"原则,虽然取得了客观的工作成绩,但相对保守的传播策略对传播效果的影响力存在一定制约。为全面、客观展示我国在提升妇女儿童健康水平,在实现联合国2030年可持续发展目标、构建人类命运共同体方面的历程,中国不仅要加大援外宣传工作的力度,更要逐步增强以传播促进发展理念推广的意识和效果,开展从简单直接的效果宣传到触发思考的理念传播等不同层级的活动,还要进一步增加政府财政和人员投入,探索符合时代特色和要求的传播策略,明确具有传播价值的内容。

二、面向 2030 的全球妇幼健康发展行动策略具体传播活动策划

（一）作为"一带一路"倡议国发起妇幼健康主题行动倡议

在充分酝酿论证项目内涵的基础上，结合联合国相关会议契机，由国家领导人提出建立"一带一路"合作框架下建设"全球妇女儿童健康共同体"的国家倡议，通过具体的证据和策略以及倡议的具体组织框架等内容的说明，向全球表达中国政府在妇幼健康优先发展方面的经验和决心，推动国际社会上形成广泛共识。

在此基础上，借世界卫生组织年度大会或其他国际会议之际，举办"全球妇女儿童健康共同体"主题边会，围绕"全球妇女儿童健康共同体"倡议，由国家卫生健康委在边会上提出面向 2030 的全球妇幼健康发展行动策略：即建立面向 2030 的全球妇幼健康发展行动策略，基于卫生体系绩效框架，设计主要包含妇女儿童健康优先发展理念、全民健康覆盖发展策略、防治融合的全生命周期健康服务模式，以及妇女儿童重大健康问题综合干预技术策略等内容在内的分阶段实施的"一带一路"妇幼健康行动计划。

通过会议的充分讨论和交流，形成行动策略的具体内容和中国拟推进的项目及相关经费和人员等支持，并在会议上与重点国家签订合作框架协议，发起合作交流项目。

（二）中国妇幼健康经验对外传播实施路径与工作模式

在全球倡议和行动倡议的基础上，国内形成"一带一路"合作框架下政府多部门协作机制和工作模式。在国家组织层面，由国家领

导人牵头成立领导小组,负责全球妇幼健康共同体战略的规划和落实。在对外推进过程中,围绕国家外交战略,以外交部门为主体,依托现有的全球治理平台推进全球卫生治理平台建设,推进卫生治理的多边合作。基于签署合作协议的重点国家,以卫生健康部门和外交部门共同推进妇幼健康多边合作,按照"一国一策"的原则,深入分析和细化落实双边合作的重要领域和内容,推进面向 2030 的全球妇幼健康发展行动策略的具体实施。

同时吸纳国际组织、国内非政府组织和公私合作伙伴参与并积极贡献资金、技术、平台、产业等力量,依托相关组织和平台,推进具体项目的落地实施。

(三) 策划妇幼健康国际合作的具体项目

围绕重点国家合作需求,在多边合作全球治理平台框架下,联合国际组织和国内非政府组织以及公私合作伙伴,设计策划不同国家的合作计划及合作项目,产学研用紧密结合,推进项目可持续实施。

结合前述对部分重点国家的分析,在合作重点方面,应逐步从单纯的临床医疗服务领域,转向群体的公共卫生问题应对,包括妇幼健康、传染病防控等。

从面向 2030 的全球妇幼健康发展行动策略框架出发,围绕重点国家的健康需求,如降低孕产妇死亡率和新生儿死亡率,开展妇科常见病的诊疗、儿童营养不良干预和促进青少年发展等方面,有针对性地策划不同国家的合作项目。

在降低孕产妇死亡和新生儿死亡方面,通过倡导住院分娩,提高孕产妇和新生儿救治能力等模式和技术支持,帮助重点国家加强母婴安全。在妇女常见病诊疗方面,通过开展健康教育、加强疾病筛查和推广适宜技术的策略,帮助重点国家提高妇女健康水平。

（四）开发妇幼健康行动策略方案和工具包

了解各国妇幼健康合作需求,在尊重各国实际"一国一策"的理念下,围绕国际合作项目计划,结合中国妇幼健康发展历程和启示,分享中国不同发展时期妇幼健康政策、适宜技术和相关案例的策略方案和工具包,并与重点国家一起设计本国妇幼健康均衡高质量发展的规划策略。

1. 妇幼健康均衡高质量发展政策汇编

结合中国妇幼健康发展历程和围绕均衡高质量发展的政策体系设计,汇编国家层面相关法律法规和政策文件,涵盖妇幼健康发展规划(发展纲要、法律法规等)、妇幼健康服务标准和适宜技术、妇幼保健机构管理规范(如建设标准、设备标准、人员标准、科室设置规范、示范专科及门诊、等级评审、绩效评价)等内容。

2. 妇幼健康适宜案例工具包

综合考虑策略措施的有效性、效率、相关性、伦理合理、可持续性、可复制性和多部门协作等内容,遴选中国妇幼健康不同发展阶段的有效案例和最佳实践,包含妇幼健康建设、妇幼健康管理、妇幼健康服务等多方面内容,为中国妇幼健康对外传播和合作提供案例工具参考。

3. 开发符合重点国家的妇幼健康服务能力提升培训教程

组织相关部门和专家,在政策制定、适宜技术、最佳实践等领域编制培训教程,通过授课、制作视频、培训基地实训等多种形式,为重点国家分享中国妇幼健康发展的历程和有效经验,并提升相关技能。

（五）搭建平台,策划举办国际交流和学术会议

充分利用传统媒体和新媒体技术,创建网站、网络公众号等媒体,搭建中国妇幼健康国际交流平台。适时举办国际交流和学术会

议,传播中国妇幼健康发展现状和经验,促进合作框架内各国的交流和合作。

1. 妇幼健康领域高端智库发起"一带一路"框架下的妇幼健康发展高层论坛

推进中国妇幼健康领域高端智库建设,作为国家妇幼健康交流合作的主要机构和平台,举办妇幼健康发展年度高层论坛,邀请"一带一路"相关国家积极参与,分享各国经验,广泛凝聚共识,策划深化合作的项目和活动,推进各国妇幼健康均衡高质量发展行动计划的深入实施。

2. 妇幼健康能力建设国际学术研讨

围绕妇幼健康的宏观策略和微观技术,针对中国妇幼健康发展新进展和重点国家合作新需求,定期或不定期举办妇幼健康能力建设国际学术研讨,培训和研讨新形势新问题,推进技术应用,形成技术传播的快速通道,为妇幼健康发展提供技术支撑。

(六)与"媒体型智库"建立合作机制

媒体型智库是智库和媒体相互融合的结果。与其他类型的智库相比较,媒体型智库拥有更加稳定和宽广的媒体平台。与单纯的媒体相比较,媒体型智库的产出内容更有针对性、现实性、战略性,更容易被广大受众中的特定人群所注意,用户的精准度、"黏度"有所增强。

妇幼健康国际合作交流中,应寻找有传播基础和优势的"媒体型智库"或打造妇幼健康"媒体型智库"作为合作伙伴,充分发挥其在内容生产、议程设置功能上的专业优势,一方面引导决策者对妇幼健康议题的更深入关注,另一方面使传播受众的反馈及时、快速得传达。

（七）把握国际态势，推动舆论应对能力提升

面对复杂多变的国际形势，中国政府需要进一步把握国际态势，推动国际传播和舆论应对能力的提升。中国的妇幼健康经验，可以通过本土新闻的资源优势，特别是主流媒体的优势，主动输出素材占领舆论制高点，有效引导国际舆论，助力中国形象的塑造。同时，在开展对外援助、国际交流合作的项目设置中，有意增加媒介素养相关的培训内容，提升中国妇幼健康领域工作者的传播知识积累和业务水平，有效通过人际传播的方式传达构建人类命运共同提的理念和中国作为"一带一路"发起国的责任担当与大国风范。